重新考虑炎症性肠病的黏膜愈合

日本《胃与肠》编委会　编著

《胃与肠》翻译委员会　译

北方联合出版传媒（集团）股份有限公司

辽宁科学技术出版社

Authorized translation from the Japanese Journal, entitled
胃と腸　第57巻第2号
炎症性腸疾患の粘膜治癒を再考する
ISSN：0536-2180
編集：「胃と腸」編集委員会
協力：早期胃癌研究会
Published by Igaku-Shoin LTD., Tokyo Copyright © 2022

Simplified Chinese Characters published by Liaoning Science and Technology Publishing House, Copyright © 2024

图书在版编目（CIP）数据

重新考虑炎症性肠病的黏膜愈合/日本《胃与肠》编委会编著；《胃与肠》翻译委员会译. —沈阳：辽宁科学技术出版社，2024.10

ISBN 978-7-5591-3477-6

Ⅰ.①重… Ⅱ.①日… ②胃… Ⅲ.①肠炎—诊疗 Ⅳ.① R516.1

中国国家版本馆CIP数据核字（2024）第052839号

出版发行：辽宁科学技术出版社
　　　　　（地址：沈阳市和平区十一纬路25号　邮编：110003）
印　刷　者：辽宁新华印务有限公司
经　销　者：各地新华书店
幅面尺寸：182 mm×257 mm
印　　张：6.25
字　　数：145千字
出版时间：2024年10月第1版
印刷时间：2024年10月第1次印刷
责任编辑：卢山秀
封面设计：袁　舒
版式设计：袁　舒
责任校对：闻　洋

书　　号：ISBN 978-7-5591-3477-6
定　　价：128.00元

编辑电话：024-23284367
E-mail：lkbjlsx@163.com
邮购热线：024-23284502
《胃与肠》官方微信：15640547725

目　录

将黏膜愈合作为炎症性肠病治疗目标所存在的问题

江崎 幹宏[1]

关键词　溃疡性结肠炎　克罗恩病　黏膜愈合　组织学缓解　全层性愈合

[1] 佐賀大学医学部内科学講座消化器内科　〒849-8501 佐賀市鍋島 5 丁目 1-1
E-mail : mesaki01@cc.saga-u.ac.jp

前言

炎症性肠病（inflammatory bowel disease, IBD）是一种慢性疾病，由于复发性 / 持续性的炎症对肠道损伤的不断积累，进而引起各种肠道并发症和炎症性癌变。一直以来，人们认为通过内科治疗很难改善 IBD 的肠道损伤预后。但是，随着以抗肿瘤坏死因子 -α（tumor necrosis factor α，TNF-α）抗体制剂为代表的内科治疗的进步，对很多病例不仅能"改善症状"，还能将"改善肠损伤"作为目标。虽然目前还没有直接证明抗 TNF-α 抗体制剂具有改善 IBD 肠损伤预后效果的报道，但从长期预后改善的角度出发，能够设定治疗目标，实践以实现治疗规范化的达标治疗（treat to targe，T2T）策略这本身就是 IBD 诊疗上的巨大进步。

在炎症性肠病的选择性治疗目标 Ⅱ（selecting therapeutic targets in inflammatory bowel disease Ⅱ，STRIDE Ⅱ）中指出，作为 IBD 诊疗的长期目标，除了患者生活质量（quality of life，QOL）的正常化、机体功能障碍的消失外，还有内镜下愈合。但是，相对于将内镜下愈合作为长期目标，即使对于已获得共识的溃疡性结肠炎（ulcerative colitis，UC），也存在争论评估方法和定义的问题，以及是否应该以组织学愈合为目标。对于克罗恩病（Crohn's disease，CD），存在小肠病变评估的必要性、肠并发症病例的影像学评估问题、全层性愈合评估的妥当性等诸多需要解决的问题。

本文将简单介绍在 UC 和 CD 的诊疗中以"黏膜愈合"为治疗目标时所存在的问题。另外，近年来"黏膜愈合"除了是指"内镜下缓解"外，还指满足"组织学缓解"标准的情况，但鉴于本书的主题，本文"黏膜愈合"的意思指"内镜下缓解"。

UC 的黏膜愈合评估所存在的问题

UC 的内镜下活动性评估方法有很多，而采用梅奥内镜下评分（Mayo endoscopic subscore，MES）的报道较多。以前将 MES 0 和 MES 1 定义为内镜下缓解，但因为即使在 MES 0 和 MES 1 之间临床复发率方面也存在差异，所以将作为长期目标的内镜下愈合定义为 MES 0。可是，尽管将病变活动性分为 4 级的 MES 评分判定比较简便，但也存在检查者之间的变动和同一评分内的内镜下活动性差异的问题。在 STRIDE Ⅱ 中，除了 MES 0 之外，将溃疡性结肠炎内镜下严重程度指数（ulcerative colitis endoscopic index of severity，UCEIS）≤ 1 也定义为内镜下愈合。由于 STRIDE Ⅱ 可以对内镜下活动性进行更细的分类，因此人们期待积累关于其有用性的数据。

对于 UC，因为组织学的活动性也可以是临

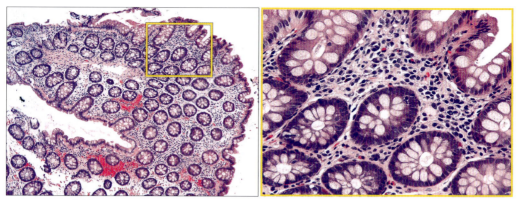

图1 内镜下Matts 1级（Grade 1）/组织学Matts 1级（Grade 1）的活检组织（**a**：低倍放大；**b**：黄框部高倍放大）。虽然见有少量的淋巴细胞和浆细胞浸润，但在机体的正常范围内，未见中性粒细胞。另外，嗜酸性粒细胞只有极少数

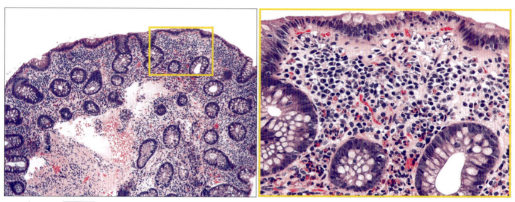

图2 内镜下Matts 1级（Grade 1）/组织学Matts 2级（Grade 2）的活检组织（**a**：低倍放大；**b**：黄框部高倍放大）。淋巴细胞、浆细胞、嗜酸性粒细胞浸润增加，还见有极少数的中性粒细胞

预测疾病活动性和缓解维持时间。

但是，据报道，即使是内镜下缓解，在16% ~ 100%的病例中仍有组织学炎症的持续。实际上，在取材自被判定为内镜下正常（Matts 1级）部位的活检组织中，常常可以观察到各种程度的炎性变化（**图1**、**图2**）。黏膜愈合的达成需要进行组织学表现的评估，但目前尚未能确立可应用于治疗的组织学评估的判定标准。

此前已报道有IBD的各种组织学评估方法，本文将对各种方法的特征、有用性以及存在的问题进行阐释，并提及有可能应用于治疗的评估方法的提案和今后的研究课题。另外，克罗恩病的本质是以肉芽肿性淋巴管炎为主体的肠壁全层性炎症，因为黏膜的组织学变化并不一定代表炎症的活动性，所以本文仅谈及关于UC的黏膜的组织学评估。

UC活动性的组织学评估方法

作为从组织学角度评估UC是否处于活动期的代表性表现有：慢性炎症细胞浸润、中性粒细胞浸润（间质、上皮内）、隐窝脓肿、嗜酸性粒细胞浸润、黏液减少、基底部浆细胞增多（basal plasmacytosis）、腺管结构不规则（隐窝扭曲）、隐窝的锯齿状结构、腺管破坏、表层上皮破坏、糜烂／溃疡。

作为UC的组织学评估方法，早前有Matts组织学分类（1961年）。其是结合炎症细胞的种类和程度，把从正常直至溃疡化的组织学表

表1 代表性的溃疡性结肠炎组织学评估方法的比较

	IBD-DCA（2021年）	Robarts（2017年）	Nancy（2017年）	Geboes（2000年）	Riley（1991年）	Matts（1961年）
慢性炎症细胞浸润	■	■	■	■	■	■
中性粒细胞浸润（间质）	■	■	■	■	■	■
中性粒细胞浸润（上皮内）	■	■	■	■		
隐窝脓肿	■	■			■	■
嗜酸性粒细胞浸润				■		
黏液减少					■	■
基底部浆细胞增多	■					
腺管结构不规则（隐窝扭曲）	■			■	■	■
腺管破坏				■		
表层上皮破坏				■	■	
糜烂/溃疡	■	■	■	■		■

■表示在各种评估方法中所采用的项目

现表示成 1 ~ 5 级的简便而易懂的分类方法。另外，因为其还对应于 Matts 内镜分类，因此在日本一直被广泛使用。作为新的评估项目，Riley 等（1991）采用的是黏液减少、腺管结构不规则、表层上皮破坏。表层上皮破坏被认为是替代了糜烂。此后，Geboes 评分（2000 年）、Nancy 指数（2017 年）、Robarts 指数（2017 年）、IBD-DCA 评分（2021 年）相继被提出，在这些评估方法所采用的项目中，慢性炎症细胞浸润和间质的中性粒细胞浸润是共同都有的，而上皮内的中性粒细胞浸润、隐窝脓肿、嗜酸性粒细胞浸润、黏液减少、基底部浆细胞增多、腺管结构不规则、腺管破坏、表层上皮破坏、糜烂 / 溃疡等项目根据评估方法的不同而多少有所不同（**表 1**）。

与预测难治程度和复发有关的组织学因素

Riley 等报道，在组织学因素中，间质的中性粒细胞浸润、隐窝脓肿、黏液减少、表层上皮有破坏者的复发率较高。Gupta 等还报道，除了上述因素外，基底部浆细胞增多和腺管结构不规则也是能够预测复发的独立因素。味冈等报道，在难治性病例中，中性粒细胞浸润指标的得分和表层上皮破坏指标的得分明显更高，中性粒细胞浸润指标的得分比嗜酸性粒细胞浸润指标的得分高。Tanaka 等报道，作为将来外科切除的危险因素，重要的有以下 6 个项目：糜烂或溃疡；重度的隐窝脓肿；在一个活检组织内的单核细胞浸润为非弥漫性的活检个数；大肠内明显的分节性（非连续性）单核细胞浸润；嗜酸性粒细胞浸润少的病变；大范围的病变进展，根据上述项目的评分可预测将来外科切除的危险。另外，Heatley 等也报道，在嗜酸性粒细胞浸润多时治疗的反应性好。Ozaki 等报道，在内镜下正常（MES ≤ 1）的病例中，隐窝的结构异常和黏液减少与到复发的时间有关；在 MES 0 的病例中，仅黏液减少是复发的危险因素。

在 2014 年，国际炎症性肠病研究组织（International Organization of Inflammatory Bowel Disease，IOIBD）提出了作为 UC 组织学缓解目标的 3 个条件：①中性粒细胞消失；②基底部浆细胞增多的消失和正常范围的浆细胞数；③正常范围的嗜酸性粒细胞数。安达等报道了同样的结果，虽然在整个大肠的病理组织学表现全部正常的病例中未见复发，但在未见中性粒细胞浸润而见有单核细胞浸润的病例中复发率为 18.8%，提示作为组织学缓解的定义至少需要满足 IOIBD 提出的①和②两个条件。

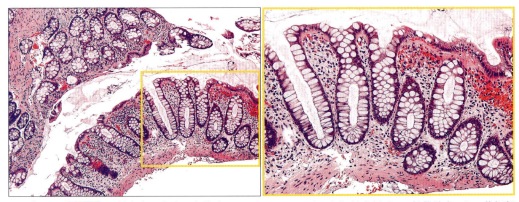

a | b　**图4**　可判定为"完全正常化（complete normalization）"的病例（**a**：低倍放大；**b**：黄框部高倍放大）。因为未见与活动性评分相关的病理组织学表现（隐窝结构不规则、慢性炎症细胞浸润、黏膜固有层的中性粒细胞浸润、上皮内中性粒细胞浸润、表层上皮破坏），最终判定为Grade 0.0/"完全正常化"

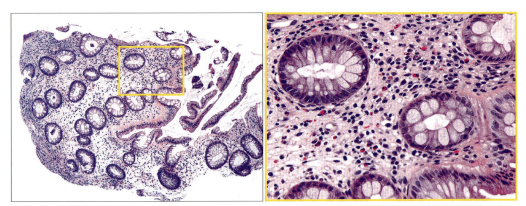

a | b　**图5**　难以确定是否应判定为"完全正常化"的病例（**a**：低倍放大；**b**：黄框部高倍放大）。在低倍放大的情况下虽然似乎也可以属于"完全正常化"的范畴（**a**），但在高倍放大像中仅可以观察到极少数的嗜酸性粒细胞（**b**），这是有意义的异常，还是慢性炎症细胞浸润轻度增加或在正常范围内，难以判定

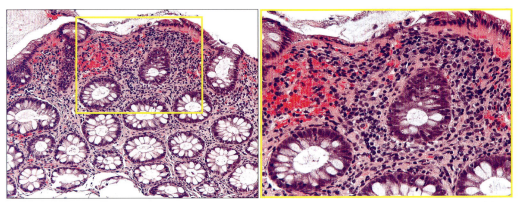

a | b　**图6**　取材自内镜下Matts 1级（Grade 1）部位的活检组织（**a**：低倍放大；**b**：黄框部高倍放大）。当单纯评估病理组织学表现时，因为见有慢性炎症细胞浸润的增加、中性粒细胞浸润、表层上皮剥落，所以活动性评分（**表2**）为Grade 4.3；但炎症细胞增加和中性粒细胞浸润是表层性的，也有必要考虑是由感染性肠炎等所引起的继发性发病

综合这些情况，推荐分为以下3个项目记载的评估方法：除了应用广为人知的 Geboes 评分的炎症的活动性外，还有被认为对预测难治性程度和复发很重要的组织学因素以及炎症的分布和进展范围（**图3，表3**）。在该评估方法中囊括了所有重要的组织学因素。

在内镜下缓解期，作为决定治疗结束时间所需的组织学评估，如果采用 Christensen 等提出的标准"完全正常化"的话，只要判断为作者等提出的评估方法（**表3**）中的 1.0 级，且腺管结构无不规则即可，非常简便。但是，无慢性炎症细胞浸润（正常范围）的判定标准是一个问题（**图4**）。如果采用 IOIBD 提出的标准，只要满足① 2.0 级以下、②无嗜酸性粒细胞增加、③无基底部浆细胞增多就可以评估为组织学缓解，所以用这样的方法也可以简便地进行评估。此外，关于内镜下活动期预后的预测因素，今后的研究课题是通过前瞻性观察试验验证包括与治疗方法之间的关系在内的上述① ~ ③的重要性和权重。

另外，在可以观察到慢性炎症细胞浸润的 UC 病例中，即使是处于"完全正常化"的状态，当伴有继发性原因所引起的炎性变化时，活动性评分也会增高，所以判定是否是作为 UC 的炎症表现也很重要。也就是说，UC 的炎症基本上是伴有基底部浆细胞增多的弥漫性慢性炎症细胞浸润（**图5**），所以在只是表层的活动性炎症的情况下，还需要考虑继发性的炎症变化（**图6**）。

结语

在 UC 患者中，即使内镜下被判定为缓解期，也有许多在组织学上为活动性的病例，对于活动性评估必须进行组织学评估这一点是明确的。根据目前的报道，组织学上黏膜愈合的定义被认为至少需要满足下面3项必要条件：①中性粒细胞的消失；②基底部浆细胞增多的消失和正常范围的浆细胞数；③正常范围的嗜酸性粒细胞数，而理想的目标可能是严格定义

的"完全正常化"。作为与预测难治性程度和复发有关的组织学因素，虽然报道有中性粒细胞浸润（间质和上皮内）、隐窝脓肿、嗜酸性粒细胞浸润、黏液减少、基底部浆细胞增多、腺管结构不规则、表层上皮破坏等，但仅通过这些进行的综合性评估是不够的。筛选出对选择治疗方法有意义的组织学因素是今后的研究课题，而确立各因素的判定标准和判定者之间的一致性问题也是应该解决的问题。

参考文献

[1]Truelove SC, Richards WC. Biopsy studies in ulcerative colitis. Br Med J 1: 1315–1318, 1956.

[2]Matts SG. The value of rectal biopsy in the diagnosis of ulcerative colitis. Q J Med 30: 393–407, 1961.

[3]Dick AP, Holt LP, Dalton ER. Persistence of mucosal abnormality in ulcerative colitis. Gut 7: 355–360, 1966.

[4]D' Haens G, Sandborn WJ, Feagan BG, et al. A review of activity indices and efficacy end points for clinical trials of medical therapy in adults with ulcerative colitis. Gastroenterology 132: 763–786, 2007.

[5]Schroeder KW, Tremaine WJ, Ilstrup DM. Coated oral. 5-aminosalicylic acid therapy for mildly to moderately active ulcerative colitis. A randomized study. N Engl J Med 317: 1625–1629, 1987.

[6]Laharie D, Filippi J, Roblin X, et al. Impact of mucosal healing on long-term outcomes in ulcerative colitis treated with infliximab: a multicenter experience. Aliment Pharmacol Ther 37: 998–1004, 2013.

[7]Saigusa K, Matsuoka K, Sugimoto S, et al. Ulcerative colitis endoscopic index of severity is associated with long-term prognosis in ulcerative colitis patients treated with infliximab. Dig Endosc 28: 665–670, 2016.

[8]Travis SPL, Schnell D, Krzeski P, et al. Developing an instrument to assess the endoscopic severity of ulcerative colitis: the Ulcerative Colitis Endoscopic Index of Severity（UCEIS）. Gut 61: 535–542, 2012.

[9]Ikeya K, Hanai H, Sugimoto K, et al. The Ulcerative Colitis Endoscopic Index of Severity more accurately reflects clinical outcomes and long-term prognosis than the Mayo endoscopic score. J Crohns Colitis 10: 286–295, 2016.

[10]Bryant RV, Winer S, Travis SPL, et al. Systematic review: histological remission in inflammatory bowel disease. Is 'complete' remission the new treatment paradigm? An IOIBD initiative. J Crohns Colitis 8: 1582–1597, 2014.

[11]Riley SA, Mani V, Goodman MJ, et al. Microscopic activity in ulcerative colitis: what does it mean? Gut 32: 174–178, 1991.

[12]Geboes K, Riddell R, Ost A, et al. A reproducible grading scale for histological assessment of inflammation in ulcerative colitis. Gut 47: 404–409, 2000.

[13]Marchal-Bressenot A, Salleron J, Boulagnon-Rombi C, et al. Development and validation of the Nancy histological index for UC. Gut 66: 43–49, 2017.

[14]Mosli MH, Feagan BG, Zou G, et al. Development and validation of a histological index for UC. Gut 66: 50–58,

状黏膜、阿弗他溃疡、小黄点和脓性黏液；当炎症变得严重时，可见黏膜粗糙、接触性出血、糜烂病变；在重症病例中，可以观察到溃疡病变、自然出血，也有时由于黏膜的水肿严重而导致管腔变窄，存在内镜插入困难的情况。

另外，在厚生劳动省的诊断标准中并没有对内镜下缓解进行定义。D'Haens 等将内镜下缓解作为"黏膜愈合（mucosal healing）"这一专业术语进行了介绍，将大肠的所有黏膜未见脆弱性、出血、糜烂、溃疡的状态定义为黏膜愈合。但是，现在一般认为黏膜愈合需要满足内镜下和组织学缓解的条件，在乌司奴单抗（ustekinumab，一种靶向白介素 –12 和白介素 –23 的单克隆抗体）的国际合作临床试验——乌司奴单抗作为溃疡性结肠炎的诱导治疗和维持治疗药物试验（ustekinumab as induction and maintenance therapy for ulcerative colitis, UNIFI）中，将"组织学 – 内镜下黏膜愈合（histo-endoscopic mucosal healing）"作为附加评估项目。在本文中，按照上述思路，将其表述为内镜下缓解。

对于克罗恩病来说，内镜下缓解多被定义为"无溃疡的状态"；但对于 UC，由于是以黏膜为中心引起炎症，即使无溃疡，笔者认为也很难将有糜烂、黏膜内出血的情况认为是缓解。在 UC 患者中，除了无前述活动性表现的状态外，在血管透见征基本正常，或者呈枯枝状表现的情况下，可以认为是内镜下缓解。

通过内镜评分的内镜下缓解的定义

将黏膜的活动性量化在进行客观性评估上非常重要。对于溃疡性结肠炎，目前最常用的内镜评分法是梅奥内镜下评分法（Mayo endoscopic subscore, MES）。MES 的内镜下缓解被定义为 MES 1 以下。Colombel 等报道，英夫利昔单抗（infliximab）治疗 8 周后 MES 0 或 1 的患者比 MES 2 ~ 3 的患者此后的手术率要低。另外，据报道，在以前的 Meta 分析中，在

将 MES 1 以下定义为内镜下缓解时，内镜下缓解病例后续的临床缓解率和非手术率比非缓解病例更高，所以多将 MES 1 以下定义为内镜下缓解。但是后来发现，即使同样是内镜下缓解，无活动性表现的 MES 0 病例比有轻度发红和黏膜脆弱的 MES 1 病例的预后更好，因此提倡应该将 MES 0 定义为内镜下缓解。

另外，作为内镜评分法，还开发出溃疡性结肠炎内镜下严重程度指数（ulcerative colitis endoscopic index of severity, UCEIS），报道显示，与 MES 一样，其与长期预后有关。UCEIS 由①血管透见征、②出血、③糜烂及溃疡 3 个项目构成，严重程度分为 0 ~ 8 分进行评估。UCEIS 的优点在于评分的范围比 MES 更大，因此可以进一步细分严重程度；并且内镜下改善容易与得分直接挂钩。虽然关于 UCEIS 中的内镜下缓解并无严格的定义，但 UCEIS 1 以下的病例此后的复发率比 UCEIS 2 以上病例有更低的报道，因此多将 UCEIS 1 以下定义为内镜下缓解。

评估内镜下缓解的意义

接下来，以白光观察为中心，边展示病例边概述评估内镜下缓解的意义。

1. 在治疗干预后进行内镜评估的时间点

众所周知，临床症状和内镜下的活动性常常有所背离。笔者等以前曾经报道过，即使在 UC 的临床缓解病例中也存在具有活动性的病例。在该报道中，MES 0 的病例仅有 34%，在临床缓解病例中，MES 3 的病例占 14%，MES 2 的病例占 20%。因此笔者认为，通过某种治疗导致临床症状缓解时，对大肠黏膜进行评估是很重要的。

虽然有一种提法是在治疗开始 3 个月左右的时候进行内镜检查，但实际上这个时间点的设定是没有根据的，笔者认为这与治疗试验和临床研究的短期起效时间为 8 ~ 12 周有关。作为治疗后施行内镜检查的时间点，笔者认为最好是能够获得内镜下缓解的时间点，类固醇治疗时间为 11 周，英夫利昔单抗

（infliximab）治疗时间为 13 周，而硫唑嘌呤（thiopurine）制剂治疗时间为 20 周，维得利珠单抗（vedolizumab）治疗时为 18 周。但是，关于这一数据，也只是通过类似于 Delphi 法的评估提示进行内镜评估的适当时间点，并没有进行可以给出根据的研究。

关于治疗干预后评估内镜下缓解的时间点，除了上述的治疗内容以外，一般认为还应该根据开始治疗时的严重程度和到引起缓解之前的时间来考虑适当的时间点。

2. 对于临床缓解病例评估内镜下缓解的意义

通过内镜对进行治疗干预并引起临床缓解的病例进行评估，被认为对预后的推测很重要，内镜下病变活动性的评估在探讨治疗方法上也很重要。笔者等以临床缓解病例中具有轻度内镜活动性的病例（MES 1）为基础，报告了对临床缓解病例中有内镜活动性的病例进行治疗干预的意义。在该报道中比较了内镜检查后立即进行治疗干预组和未进行治疗干预组的复发率，结果治疗干预组的临床复发率（28.0%）明显低于未进行治疗干预组（52.9%）。

关于临床缓解和虽然实际上没有缓解但对日常生活无影响程度的症状，即使直肠和乙状结肠的炎症比较轻微，也多在近端结肠残存有炎症。

病例

［病例 1］

患病时间 8 年的全大肠炎型病例，通过用皮质类固醇治疗而达到了缓解。虽然在停用类固醇后症状比较稳定，但通过结肠镜检查在降结肠观察到活动性病变（**图 1a、b**）。但是，在直肠和乙状结肠未见炎症（**图 1c、d**）。当询问目前症状时，发现虽然无血便，但每天有4 次左右的软便 ~ 泥状便，并断断续续感到倦怠。该病例最终使用托法替尼（tofacitinib）治疗后，大便性状和倦怠感得到改善，在治疗开始 3 个月后的内镜检查中有明显的改善（**图 1e、f**）。认为该病例可通过内镜检查评估活动性，并进

行了适当的治疗干预。

［病例 2］

患病时间为 1 年的全大肠炎型病例，发病时由于用 5- 氨基水杨酸（5-aminosalicylic acid，5-ASA）制剂不耐受，在用肾上腺皮质激素治疗缓解后，开始用硫唑嘌呤制剂治疗。在硫唑嘌呤制剂治疗开始 7 个月后，施行了结肠镜检查，在直肠 ~ 乙状结肠无炎症（**图 2b**），仅在降结肠观察到轻微水肿状的颗粒状黏膜（**图 2a**）。对该病例考虑以内镜下改善为目标进行治疗干预，但因患者不希望进行治疗干预而进行了随访观察。但是，在 5 个月后由于出现血便和腹痛症状而再次施行了内镜检查，发现炎症扩展到了上次检查时未见炎症的直肠 ~ 乙状结肠（**图 2c ~ e**），开始用乌司奴单抗（ustekinumab）治疗后，临床症状和内镜下均得到改善（**图 2f、g**）。综上所述，即使在获得临床缓解的情况下，通过内镜评估活动性和炎症范围也非常重要，由于像前述的病例那样，未获得内镜下缓解的病例此后复发的可能性很大，需要进行严格的随访观察。

在实际临床中，也可以将内镜下缓解作为中止治疗或减少用药剂量的一个根据。

［病例 3］

患病时间 9 年的左侧大肠炎型病例，具有以直肠 ~ 乙状结肠为中心的炎症（**图 3a**），通过口服 5-ASA 制剂和 5-ASA 灌肠得到缓解和维持。为了维持治疗效果，持续灌肠 1 年以上，但由于连续多次便中钙卫蛋白（calprotectin）低于 50 μg/mg，为了中止灌肠而施行了内镜检查，结果在乙状结肠（**图 3b**）和直肠（**图 3c**）未发现活动性病变，因此中止了灌肠（继续口服 5-ASA 制剂）。之后维持了约 10 个月的缓解。

［病例 4］

患病时间 3 年的左侧大肠炎型病例，针对临床症状的复发开始用布地奈德（budesonide）灌肠和口服类固醇药物治疗，但症状无改善（**图 4a、b**）。开始用托法替尼 20 mg/d 治疗，并

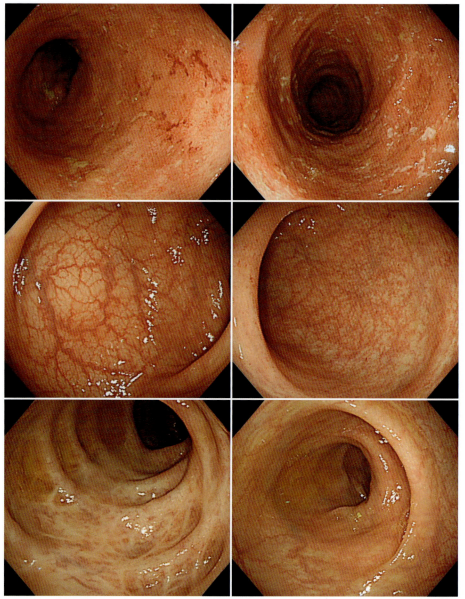

a	b
c	d
e	f

图1 ［病例1］内镜像
a~d 停用类固醇药物2个月后的下消化道内镜像。在降结肠见有发红、糜烂、接触性出血（a），部分还存在溃疡性病变（b）。但是，在乙状结肠（c）和直肠（d）见有血管透见征，未观察到活动性病变。
e、f 开始用托法替尼（tofacitinib）治疗3个月后的内镜像。在降结肠见有萎缩的白色瘢痕（e），部分见有血管透见征，为内镜下缓解（f）。

得到缓解。8周后减少剂量为 10 mg/d，此后在临床上也得到缓解，但为了探讨是否可以停用托法替尼而施行了内镜检查，由于在包括以前观察到炎症的部位也可以确认炎症的改善和血管透见征的枯枝状表现（**图4c、d**），所以中止给予托法替尼，此后维持缓解约 6 个月。

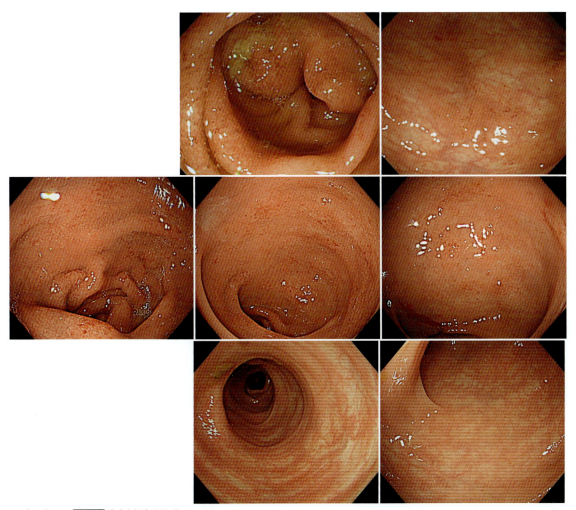

a	b
c	d	e
f	g

图2 ［病例2］内镜像

a、b 通过类固醇药物治疗得到缓解，开始用硫唑嘌呤制剂治疗7个月后的内镜像。虽然得到临床缓解，但在降结肠见有黄斑、颗粒状黏膜（**a**）。另外，尽管在直肠有部分观察到小颗粒状黏膜，但可见血管透见征（**b**），所以炎症的活动性低。

c~e 临床复发时的内镜像。不仅是原本未见炎症的降结肠（**c**），在乙状结肠（**d**）和直肠（**e**）也见有连续的活动性病变。

f、g 用乌司奴单抗（ustekinumab）治疗得到缓解后的内镜像。在治疗前在有炎症的降结肠（**f**）和乙状结肠（**g**）观察到血管透见征，达到内镜下缓解。

通过白光观察进行内镜下评估所存在的问题

通过 MES 和 UCEIS 进行内镜下评估的方法，即使是相同的得分有时也会在内镜像中有差异。图5~图8虽然都是在接受生物制剂治疗后得到临床缓解和内镜下缓解的病例，但在通过英夫利昔单抗（infliximab）治疗得到缓解的病例［病例5］中，其血管透见征呈枯枝状（图5）；而在通过维得利珠单抗（vedolizumab）治疗得到缓解的病例［病例6］中，与治疗前相比，观察到水肿、糜烂的消失，也没有黏液附着，并可观察到血管透见征（图6），两个病例均被判断为 MES 0。但是，认为实际上图5的内镜表现更接近于"正常黏膜"，而图6的血管透见征呈枯枝状，但仍有部分消失（图6b）。虽然

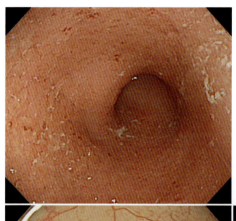

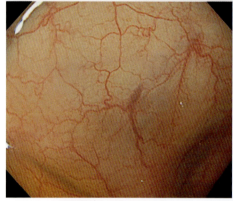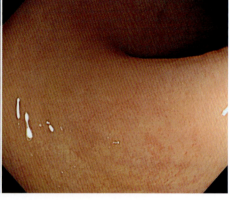

a	
b	c

图3 ［**病例3**］内镜像

在乙状结肠见有发红、黏液附着和黏膜内出血的表现（**a**）。使用5-ASA口服制剂和灌肠制剂治疗，乙状结肠的炎症明显改善（**b**）；尽管在直肠血管消失，但未见发红、糜烂和黏膜混浊（**c**）。由于未见活动性病变，所以停用了灌肠制剂。

笔者将**图6**的内镜表现判定为 MES 0，但根据血管透见征的表现或许也可以被判断为 MES 1。

图7为通过英夫利昔单抗治疗得到缓解，并在第 13 个月施行内镜检查后确认缓解的病例［**病例7**］。因白色瘢痕明显，可以推测纤维化很严重，而关于将瘢痕、纤维化严重的病例看作与其他 MES 0 相同是否合适，一般认为是有争议的。

图8为［**病例1**］通过托法替尼（tofacitinib）治疗得到缓解时的内镜表现。虽然在内镜下被认为已经治愈，但是和**图7**一样可见明显的瘢痕，即使送气管腔也轻度变窄。另外，血管透见征也消失了。因此，虽然有的内镜医生可能会判断为 MES 1 以上，但笔者认为黏膜已经愈合。根据上面的结果，笔者认为，即使判定为

与"MES 0"或"内镜下缓解"相同的内镜下严重程度，也有必要理解其中还有进一步细分的可能性。

另外，近年来有报道指出，即使是得到内镜下缓解的病例，未得到组织学缓解的病例也比得到组织学缓解的病例的复发率更高，因此认为仅通过白光观察进行的评估仍有不足之处。实际上，笔者等报道，即使是相同的 MES 0，也可以通过采用本书中工藤在论文中介绍的细胞内镜（endocytoscopy，EC）进行细分，根据活动性评估的不同预测组织学上的缓解。目前，由于在治疗和临床试验的评估项目中采用了组织学评估，笔者认为也有可能利用白光以外的放大内镜和特殊光内镜进行组织学评估。

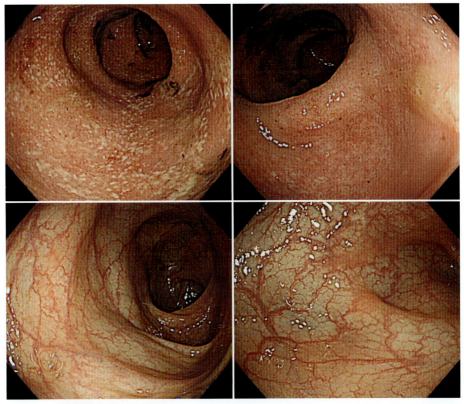

a	b
c	d

图4 ［病例4］内镜像

a、b 临床复发时的内镜像。在乙状结肠见有伴黏液附着、黄斑、糜烂的水肿状黏膜
（a）；直肠与乙状结肠相比炎症程度略轻，但见有小颗粒状黏膜（b）。

c、d 用托法替尼治疗得到缓解后的内镜像。在乙状结肠（c）和直肠（d）的血管透
见征均基本正常，可以确认内镜下缓解，因此停用了托法替尼。

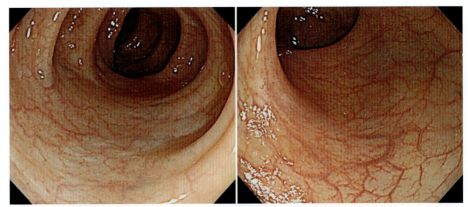

a	b

图5 ［病例5］用英夫利昔单抗（infliximab）治疗得到缓解后的内镜像。乙状结肠的
血管透见征略呈枯枝状，但基本正常（a），直肠也正常（b）

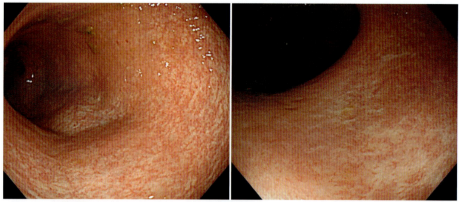

a | b ▐图6 ▐病例6▐用维得利珠单抗（vedolizumab）治疗得到缓解后的内镜像。直肠黏膜血管透见征呈枯枝状表现（a）；见有白色瘢痕，虽然未发现活动性病变，但血管透见征减少、消失（b）

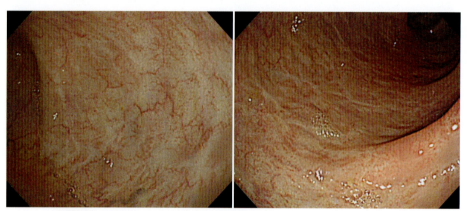

a | b ▐图7 ▐病例7▐a：降结肠；b：乙状结肠。用英夫利昔单抗治疗得到缓解后的内镜像。临床上得到缓解，虽然内镜下未见活动性病变，但散见有萎缩的溃疡瘢痕

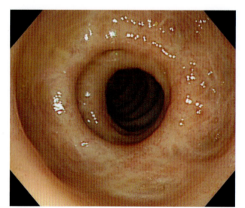

▐图8 ▐病例1▐用托法替尼治疗得到缓解后的内镜像。在降结肠未发现活动性病变，但血管透见征消失，瘢痕明显，即使送气，管腔的伸展也不充分

结语

　　本文概述了通过白光内镜评估内镜下缓解的意义和存在的问题。放大内镜和特殊光内镜不仅有助于提高消化道癌检出、定性诊断和浸润深度诊断的能力，还可用于评估炎症性肠病的活动性。但是，由于画质的提高，即使是白光观察也比以前更容易确认黏膜面和毛细血管的状态，能够获得的信息也比以前增多了。在通过白光观察判断为相同的内镜下活动性的病例中，通过放大内镜和特殊光内镜细分活动性的研究比较少，这将是今后的研究课题。

参考文献

[1]「難治性炎症性腸管障害に関する調査研究」久松班. 潰瘍性大腸炎・クローン病診断基準・治療指針, 令和2年度改訂版. 厚生労働科学研究費補助金難治性疾患政策研究事業, 2021 http://www.ibdjapan.org/pdf/doc01.pdf（2021年12月2日閲覧）.

[2]D'Haens G, Sandborn WJ, Feagan BG, et al. A review of activity indices and efficacy end points for clinical trials of medical therapy in adults with ulcerative colitis. Gastroenterology 132: 763–786, 2007.

[3]Sands BE, Sandborn WJ, Panaccione R, et al. Ustekinumab as induction and maintenance therapy for ulcerative colitis. N Engl J Med 381: 1201–1214, 2019.

[4]Schroeder KW, Tremaine WJ, Ilstrup DM. Coated oral 5–aminosalicylic acid therapy for mildly to moderately active ulcerative colitis. A randomized study. N Engl J Med 317: 1625–1629, 1987.

[5]Colombel JF, Rutgeerts P, Reinisch W, et al. Early mucosal healing with infliximab is associated with improved long–term clinical outcomes in ulcerative colitis. Gastroenterology 141: 1194–1201, 2011.

[6]Turner D, Ricciuto A, Lewis A, et al. STRIDE–II: An update on the selecting therapeutic targets in inflammatory bowel disease（STRIDE）initiative of the International Organization for the Study of IBD（IOIBD）: determining therapeutic goals for treat–to–target strategies in IBD. Gastroenterology 160: 1570–1583, 2021.

[7]Travis SPL, Schnell D, Krzeski P, et al. Reliability and initial validation of the ulcerative colitis endoscopic index of severity. Gastroenterology 145: 987–995, 2013.

[8]Arai M, Naganuma M, Sugimoto S, et al. The ulcerative colitis endoscopic index of severity is useful to predict medium to long–term prognosis in ulcerative colitis patients with clinical–remission. J Crohns Colitis 10: 1303–1309, 2016.

[9]Fukuda T, Naganuma M, Sugimoto S, et al. Efficacy of therapeutic intervention for patients with an ulcerative colitis Mayo Endoscopic Score of 1. Inflamm Bowel Dis 14: 782–788, 2019.

[10]Bryant RV, Burger DC, Delo J, et al. Beyond endoscopic mucosal healing in UC: histological remission better predicts corticosteroid use and hospitalisation over 6 years of follow–up. Gut 65: 408–414, 2016.

[11]Nakazato Y, Naganuma M, Sugimoto S, et al. Endocytoscopy can be used to assess histological healing in ulcerative colitis. Endoscopy 49: 560–563, 2017.

Summary

Significance of Assessing Mucosal Healing in Ulcerative Colitis Using Conventional Colonoscopy with White Light Imaging

Makoto Naganuma[1], Norimasa Fukata,
Yasuki Sano, Shuhei Nishimon,
Takashi Tomiyama, Toshiro Fukui

In recent years, mucosal healing or endoscopic remission has been set as the therapeutic target for UC（ulcerative colitis）. Endoscopic evaluation with white light imaging is the standard modality for treating UC and can be performed at any facility. MES（Mayo endoscopic score）objectively evaluates the degree of endoscopic activity. Previously, an MES of 1 or less was considered as endoscopic remission（mucosal healing）. However, more recently, an MES of 0 has been defined as endoscopic remission based on long–term prognosis. While the objective of endoscopic evaluation is to estimate the clinical risk of UC and provide appropriate medical treatment to patients in case of clinical remission, it is critical to consider the time elapsed from therapeutic intervention to endoscopic evaluation while assessing remission. Furthermore, once endoscopic remission is confirmed, it may be worthwhile to reduce or even discontinue medical treatments. In future, an MES of 0 may be subdivided into categories based on histological activity and prognosis.

[1]Third Department of Internal Medicine, Kansai Medical University, Hirakata, Japan.

对溃疡性结肠炎进行黏膜愈合评估的意义

——从图像增强内镜评估的角度

上村 修司 [1]

前田 将久

汤通堂 和树

桑水流 康介

小牧 蔼子

田中 启仁

蛟岛 洋一

小牧 祐雅

佐佐木 文乡

井户 章雄

摘要● 与内镜下黏膜愈合一样，作为溃疡性结肠炎的治疗目标，组织学上愈合的重要性也被人们所认识。但是，有时在内镜下活动性和组织学活动性之间会出现背离，因此需要能够有效评估组织学上愈合的新的图像识别技术。迄今为止，在内镜下黏膜愈合的判断上一直是采用通过白光观察进行活动性评分的方法，但随着近年来图像增强内镜（IEE）技术的发展，可以辨识通过白光观察无法捕捉到的细微的黏膜炎症性表现。如果能够验证通过IEE观察的内镜下活动性与组织学活动性诊断之间的相关性，笔者认为IEE将成为内镜下炎症诊断中必不可少的技术。

关键词 溃疡性结肠炎　图像增强内镜（IEE）　内镜下黏膜愈合　组织学上的愈合　梅奥内镜下评分法（MES）

[1] 鹿儿岛大学大学院医齿学综合研究科消化器疾患・生活习惯病学　〒890-8544 鹿儿岛市桜ヶ丘8丁目35-1　E-mail：skanmura@m2.kufm.kagoshima-u.ac.jp

前言

溃疡性结肠炎（ulcerative colitis，UC）是反复复发和缓解的慢性炎症性肠病，同时也是进展性肠病。日本的UC患者数逐年增加，据推测目前约有22万人患病，在日常诊疗中遇到的机会也在增加。由于在肠道发生不可逆的功能损伤之后对治疗的反应性逐渐降低，因此重要的是在肠道发生损伤之前积极地进行治疗干预，以终止肠道的炎症。在许多临床研究中已经证明，通过达到内镜下黏膜愈合的治疗目标可以降低复发率、住院率、手术率和致癌的风险。但是，由于临床症状和内镜表现之间的不一致在UC患者中比较常见，所以即使是达到了临床缓解，为了判定黏膜愈合，在适当的时机施行高精度的内镜检查进行评估非常重要。

图像增强内镜（image enhanced endoscopy，IEE）由日本的内镜设备制造商开发，2000年上市后，已在许多医疗机构被用于日常临床诊疗中。IEE包括窄带成像（narrow band imaging，NBI）、蓝激光成像（blue laser imaging，BLI）和光学增强（optical enhancement，i-scan OE）等，通过与放大内镜联用，被用于消化道癌的存在诊断和定性诊断，但随着联动成像技术（linked color imaging，LCI）的出现，IEE也开始被应用于炎症的存在诊断。本文将对在日常的内镜检查中不可或缺的IEE技术，以LCI和NBI为中心，就其对UC的肠道炎症活动性评估的有效性及研究课题进行阐释。

对UC进行黏膜愈合评估的意义

在实际临床层面，UC的长期治疗目标是避免外科手术，为了这个目标，提倡达到内镜下黏膜愈合的目标。特别是对于能够通过内镜

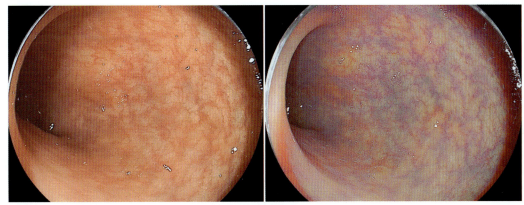

a | b　**图1** 缓解期UC的大肠黏膜的白光像（a）和LCI像（b）。在腔内观察图像的亮度方面，LCI图像与白光像相比毫不逊色

观察整个大肠的UC，认为人们已经接受了黏膜愈合的概念。为了使对UC的内镜下活动性评估和黏膜愈合判定具有客观性，开发了能够通过白光观察判定的多种内镜下活动性评分方法。虽然在许多临床研究中采用了梅奥内镜下评分法（Mayo endoscopic subscore，MES），但近年来有不少报道采用具有更高客观性的溃疡性结肠炎内镜下严重程度指数（ulcerative colitis endoscopic index of severity，UCEIS）法。根据内镜下评分证据的积累，在国际炎症性肠病研究组织（International Organization of Inflammatory Bowel Disease，IOIBD）提出的治疗目标选择的策略（selecting therapeutic targets in inflammatory bowel disease Ⅱ，STRIDE Ⅱ）中，建议通过MES和UCEIS判定内镜下黏膜愈合，两种方法的评分须均为0。

另外，据报道，通过实现组织学缓解可以获得更好的长期预后（outcome），因此在UC的治疗目标中，组织学上的愈合也受到了人们的重视。虽然在日常临床中采用组织学上的愈合作为治疗目标时还存在一些问题，例如有内镜下黏膜愈合和组织学上愈合的诊断不一致的病例，以及哪个组织学评分与临床预后相关等，还有组织学上愈合的定义和病理医生之间的观察者间偏差（inter-observer bias）等问题有待解决，但一般认为将来组织学上的愈合很有可能成为正式的治疗目标。

还有，当考虑IEE对诊断UC的内镜下黏膜愈合的必要性时，认为对于有大范围溃疡的病例，用白光观察就足以掌握UC的严重程度和活动性，追加IEE的效果并不好。也就是说，IEE观察的意义在于指出通过白光观察未能指出的组织学活动性高的部位，减少在UC黏膜愈合评估中的内镜下活动性和组织学活动性之间的不一致。

LCI对评估UC黏膜愈合的有效性

富士胶片公司开发的LCI与白光观察相比，能突出所观察黏膜的细微色差，提高对细微色调变化的可辨识性，特别是对发红和褪色变化的可辨识性。也就是说，其特征是使发红的黏膜变得更红，褪色的黏膜变得更白，增加对比度。另外，利用LCI进行观察的亮度即使与白光观察相比也毫不逊色，不影响对大肠内腔的观察（**图1**）。因此，提高了对大肠黏膜细微色调变化的可辨识性，对于UC初期或轻度炎症性病变黏膜的细微的发红变化的辨识性增加，认为有助于发现病变。实际上，笔者等用L * a * b色度值将用白光和LCI观察到的UC患者大肠黏膜的色调进行了定量化，并分析了该色度值与观察部位黏膜的组织学活动性之间的相关性。结果显示，与白光观察相比，LCI

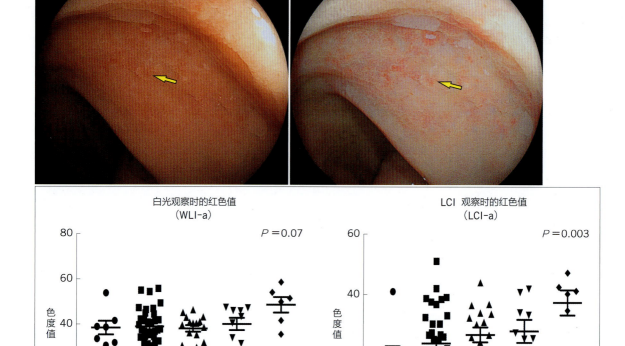

图2 UC的大肠黏膜的观察。与白光像（a）相比，LCI像（b）中黏膜的发红变得更加明显，便于设定活检部位。黄色箭头所指部分在组织学评分中有轻度活动性（Geboes评分为3分）。根据白光像和LCI像的黏膜的色度值和Geboes评分之间的趋势检验（c）。与白光观察的红色值（白光像，a）相比，LCI观察的红色值（LCI像，a）明显地反映了组织学活动性（分别为 $P = 0.07$，$P = 0.003$，Jonckheere-Terpstra趋势检验）（c转载自 "Kanmura S，linked color imaging inthe evaluation of colonic mucosal inflammation et al. Diagnostic utilityin ulcerative oclitis: a pilot study. EndoscInt Open 7: E937–943，2019"）

观察时的红色值与采用 Geboes 评分法的组织学活动性之间明显相关。而且显示 LCI 观察与白光观察相比，黏膜的色差也更大。也就是说，LCI 观察与通过白光观察相比，组织学的活动性和色调更加相关，由于色差大，发红黏膜的辨识性提高，认为对于肠道炎症的存在诊断有追加效果（**图2**）。

如前所述，虽然近年来 MES 0 也被表述为完全内镜下黏膜愈合，并被定义为长期的治疗目标，但即使被诊断为 MES 0，也并不是完全

没有复发，通过以白光观察为基础的内镜下评分预测复发有局限性。笔者等着眼于在 LCI 观察中的色差，将表层黏膜具有鲜红色变化、背景血管辨识困难的病例定义为 LCI 鲜红色（LCI scarlet color，LSC）阳性（**图3**）。在诊断为 MES 0 或 MES 1 的病例中，在判定此后临床经过的研究中发现，在 12 个月的观察期间，LSC 阳性组的 37%（27 例中的 10 例）和阴性组的 6%（31 例中的 2 例）出现复发，LSC 阳性组与阴性组相比临床复发率明显增高。另外，在该研

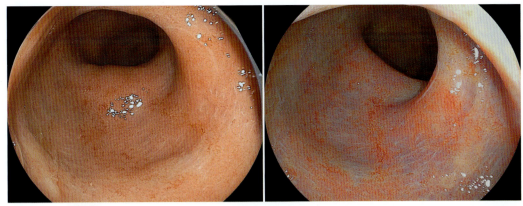

a | b **图3** 在白光像（a）中对发红黏膜的辨识不清，但在LCI像（b）中黏膜的鲜红色调变化明显，容易诊断炎症的存在（LSC阳性）

究中，初次观察时被诊断为 MES 0 的 22 例中，只有 1 例是 LSC 阳性，但在随访期间出现了复发，而 LSC 阴性组的 90%（21 例中的 19 例）一直维持着临床缓解，提示通过 LCI 观察可以预测临床复发的风险。

由此可见，采用 LCI 观察比采用白光观察的色差更大，可以更准确地诊断炎症的存在。虽然将来 UC 的治疗目标被认为是组织学上的愈合，但那总是存在由于采样部位不同而导致发生采样错误的危险性。UC 的特征是呈弥漫性黏膜病变，但在治疗过程中，黏膜的炎症也有可能不是均一地得到改善，为了判定治疗效果，认为 LCI 观察是有用的。在炎症诊断中，通过"点"的诊断不能充分判断病情，需要进行"面"的诊断。在 LCI 观察中，对发红部位的诊断在检查者间的一致率（κ 系数）也较高，有可能明确了为了在组织学上判断炎症和非炎症的活检部位。

NBI对评估UC黏膜愈合的有效性

奥林巴斯公司开发的 NBI 观察的特点是表面微结构的辨识性的提高，以及可以清晰地观察黏膜内微血管的结构模式。由于这一特点，NBI 不仅被应用于下消化道肿瘤的存在诊断和定性诊断，还被应用于黏膜炎症的评估。在以已有报道为基础，通过 NBI 观察对 UC 进行的黏膜评估中，非活动性 UC 的黏膜表面微结构

变得模糊，容易观察黏膜内的蜂窝样血管（**图4**）。

另外，具有高度组织学活动性的 UC 的黏膜表面微结构被辨识为白色的隐窝和绒毛样，观察到呈藤蔓样的不规则的黏膜内血管（blood vessels shaped like vines）（**图5**）。像这样，通过 NBI 放大观察对表面微结构和微血管模式的评估，不仅可以诊断肿瘤，还可以预测组织学活动性。详细内容请参考本书中仲濑的论文。通过人工智能（artificial intelligence，AI）分析 NBI 和超放大内镜组合得到的微血管信息而对炎症和肿瘤进行辅助诊断的系统已经上市，期待基于 AI 和 IEE 系统融合的内镜诊断技术的更大发展。

其他IEE（RDI、BLI、i-scan）技术在评估UC黏膜愈合中的作用

近年来，奥林巴斯公司上市销售了新一代内镜系统"EVIS X1"，使用绿色、琥珀色、红色这 3 种颜色的窄带光形成深部组织对比度的新型光数字技术——红色二色性成像（red dichromatic imaging，RDI）已成为可能。这种 RDI 具有提高深部血管等辨识性的特点，在用 mode 3 进行观察时，深部血管为绿色调，表层血管为红褐色调。这一特点也被应用于黏膜炎症残存的评估。有报道显示，在绿色调的血管不清

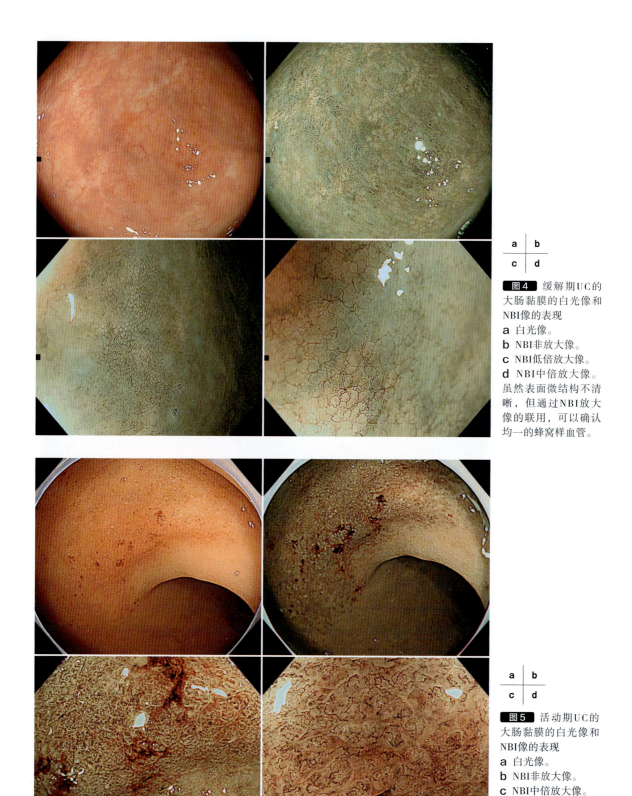

a	b
c	d

图4 缓解期 UC 的大肠黏膜的白光像和 NBI 像的表现
a 白光像。
b NBI 非放大像。
c NBI 低倍放大像。
d NBI 中倍放大像。虽然表面微结构不清晰，但通过 NBI 放大像的联用，可以确认均一的蜂窝样血管。

a	b
c	d

图5 活动期 UC 的大肠黏膜的白光像和 NBI 像的表现
a 白光像。
b NBI 非放大像。
c NBI 中倍放大像。
d NBI 高倍放大像。黏膜内血管不规则，部分见有藤蔓样的血管结构。

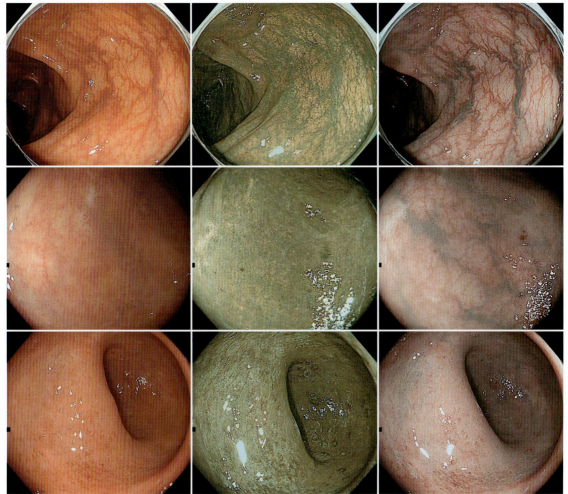

a	b	c
d	e	f
g	h	i

图6 正常黏膜和UC的大肠黏膜观察的对比。a、d、g：白光像；b、e、h：NBI像；c、f、i：RDI像。在正常的黏膜（a~c）可以辨识存在于黏膜内和黏膜下层的血管。在RDI像中观察到表层血管为红褐色调，深层血管为绿色调。在缓解期的UC（d~f），虽然在白光像和NBI像中深层血管模糊不清，但在RDI像中，存在于黏膜深层至黏膜下层的深部血管的辨识性提高了。对于具有炎症的UC（g~i），在上述各种方法的观察中，血管结构模式都不清晰

晰的UC病例中复发率较高。在笔者科室，在无炎症的黏膜上也清晰地观察到深部血管，但在UC的活跃期，绿色调的血管变得模糊（**图6**）。

迄今为止，IEE诊断主要是观察黏膜的表层血管和表面微结构，而着眼于深部血管的活动性诊断较少。虽然今后还需要通过大量病例进行验证，但显示RDI也是一种有可能通过内镜评估黏膜深层炎症的新的观察法。

另外，富士胶片公司生产的光源可用于与NBI相同的窄带光观察的BLI。通过BLI也能增强大肠黏膜内的微血管结构，有可能确认大肠黏膜的炎症程度。虽然目前关于其在炎症诊断方面的有用性的报道比较少，还需要进行验证，但预计其可以用于组织学炎症的诊断（**图7**）。

最后，宾得医疗器械公司（PENTAX Medical）生产的内镜系统也具有独立的由OE（光学增强）、SE（表面增强）、CE（对比度增强）和TE（色调增强）构成的图像增强功能"i-scan"。i-scan OE可以使黏膜表面的血管

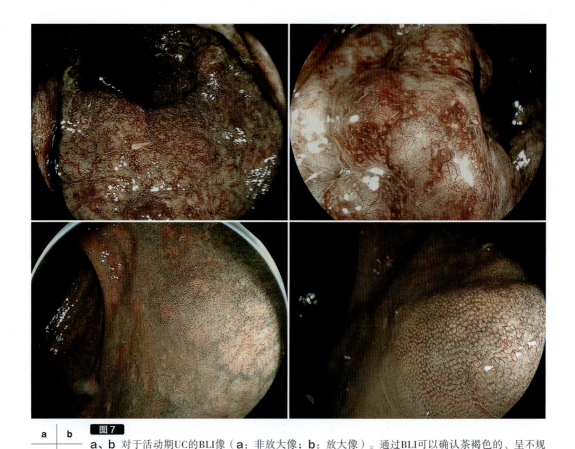

图7

a、b 对于活动期UC的BLI像（**a**：非放大像；**b**：放大像）。通过BLI可以确认茶褐色的、呈不规则蛇形结构的黏膜内毛细血管。

c、d 缓解期UC的BLI像（**c**：非放大像；**d**：放大像）。可以观察到黏膜内血管呈均一的蜂窝状。能够与NBI像的表现大致相同地清晰辨识黏膜内的血管。

和表面微结构的辨识性提高，准确地确定大肠黏膜的炎症，显示出与慢性和急性变化的组织学评分之间的相关性。

关于今后IEE在UC黏膜愈合评估方面的研究课题

虽然在前面以实际临床中可使用的 IEE 为中心进行了阐释，但由于目前关于 IEE 在黏膜炎症评估中的有效性的报道多是在单一临床医疗机构进行的研究，因此要想使 IEE 发展成为世界性的技术，今后的课题应通过多中心的前瞻性研究等，提供研究观察条件的合理化和标准化的证据。

另外，虽然可以通过 AI 判断 UC 的组织学炎症的系统已经上市，但由于 UC 是在内镜下呈大肠的连续性炎症的疾病，所以在联合应用放大内镜时，认为很可能是在"点"上的观察。因此，开发能够通过 IEE 进行反映大肠整体的疾病活动性的"面"上的 AI 诊断技术也被认为是今后的研究课题。

结语

虽然 UC 的炎症被表述为弥漫性变化，但笔者认为炎症细胞的浸润程度因病期和组织学活动性的不同而错综复杂。研究显示，通过 IEE 有可能高效辨识以往仅靠白光观察无法捕捉到的微小的黏膜病变，IEE 已经成为内镜诊断中不可或缺的技术。今后，如果能更加明确地证明 IEE 观察与炎症的存在诊断和组织学活动性之间的相关性，IEE 在临床上的重要性和期待值将进一步提高。

参考文献

[1]Murakami Y, Nishiwaki Y, Oba MS, et al. Estimated prevalence of ulcerative colitis and Crohn's disease in Japan in 2014: an analysis of a nationwide survey. J Gastroenterol 54: 1070–1077, 2019.

[2]Murakami Y, Nishiwaki Y, Oba MS, et al. Correction to: Estimated prevalence of ulcerative colitis and Crohn's disease in Japan in 2015: an analysis of a nationwide survey. J Gastroenterol 55: 131, 2020.

[3]Kim JH, Cheon JH, Park Y, et al. Effect of mucosal healing（Mayo 0）on clinical relapse in patients with ulcerative colitis in clinical remission. Scand J Gastroenterol 51: 1069–1074, 2016.

[4]Arai M, Naganuma M, Sugimoto S, et al. The ulcerative colitis endoscopic index of severity is useful to predict medium- to long-term prognosis in ulcerative colitis patients with clinical remission. J Crohns Colitis 10: 1303–1309, 2016.

[5]Bryant RV, Burger DC, Delo J, et al. Beyond endoscopic mucosal healing in UC: histological remission better predicts corticosteroid use and hospitalization over 6 years of follow-up. Gut 65: 408–414, 2016.

[6]安達世，荒川廣志，小山誠太，他．Mayo scoreによる潰瘍性大腸炎のmucosal healingと病理組織学の活動性との相関．Prog Dig Endosc 85: 43–46, 2014.

[7]Samaan MA, Mosli MH, Sandborn WJ, et al. A systematic review of the measurement of endoscopic healing in ulcerative colitis clinical trials: recommendations and implications for future research. Inflamm Bowel Dis 20: 1465–1471, 2014.

[8]Turner D, Ricciuto A, Lewis A, et al. STRIDE-II: An update on the selecting therapeutic targets in inflammatory bowel disease（STRIDE）initiative of the International Organization for the Study of IBD（IOIBD）: determining therapeutic goals for treat-to-target strategies in IBD. Gastroenterology 160: 1570–1583, 2021.

[9]Uchiyama K, Takagi T, Kashiwagi S, et al. Assessment of endoscopic mucosal healing of ulcerative colitis using linked colour imaging, a novel endoscopic enhancement system. J Crohns Colitis 11: 963–969, 2017.

[10]Matsumoto K, Oka S, Tanaka S, et al. Clinical usefulness of linked color imaging for evaluation of endoscopic activity and prediction of relapse in ulcerative colitis. Int J Colorectal Dis 36: 1053–1061, 2021.

[11]Kanmura S, Tanaka A, Yutsudou K, et al. Significance of linked color imaging for predicting the risk of clinical relapse in ulcerative colitis. Gastroenterol Res Pract 2020: 3108690, 2020.

[12]Kanmura S, Hamamoto H, Tanaka A, et al. Diagnostic utility of linked color imaging in the evaluation of colonic mucosal inflammation in ulcerative colitis: a pilot study. Endosc Int Open 7: E937–943, 2019.

[13]Matsumoto T, Kudo T, Jo Y, et al. Magnifying colonoscopy with narrow band imaging system for the diagnosis of dysplasia in ulcerative colitis: a pilot study. Gastrointest Endosc 66: 957–965, 2007.

[14]Kudo T, Matsumoto T, Esaki M, et al. Mucosal vascular pattern in ulcerative colitis: observations using narrow band imaging colonoscopy with special reference to histologic inflammation. Int J Colorectal Dis 24: 495–501, 2009.

[15]Esaki M, Kubokura N, Kudo T, et al. Endoscopic findings under narrowband imaging colonoscopy in ulcerative colitis. Dig Endosc 23（Suppl 1）: 140–142, 2011.

[16]Sasanuma S, Ohtsuka K, Kudo S-E, et al. Narrow band imaging efficiency in evaluation of mucosal healing/relapse of ulcerative colitis. Endosc Int Open 6: E518–523, 2018.

[17]Maeda Y, Kudo S-E, Ogata N, et al. Endocytoscopic intramucosal capillary network changes and crypt architecture abnormalities can predict relapse in patients with an ulcerative colitis Mayo endoscopic score of 1. Dig Endosc 32: 1082–1091, 2020.

[18]Naganuma M, Yahagi N, Bessho R, et al. Evaluation of the severity of ulcerative colitis using endoscopic dual red imaging targeting deep vessels. Endosc Int Open 5: E76–82, 2017.

[19]Honzawa Y, Matsuura M, Higuchi H, et al. A novel endoscopic imaging system for quantitative evaluation of colonic mucosal inflammation in patients with quiescent ulcerative colitis. Endosc Int Open 8: E41–49, 2020.

Summary

Assessment of Mucosal Healing in Ulcerative Colitis Using Image-enhanced Endoscopy

Shuji Kanmura[1], Masahisa Maeda,
Kazuki Yutsudou, Kousuke Kuwazuru,
Fukiko Komaki, Akihito Tanaka,
Yoichi Sameshima, Yuga Komaki,
Fumisato Sasaki, Akio Ido

Histological and endoscopic remissions are the therapeutic goals for ulcerative colitis. Endoscopic remission is determined by endoscopic activity scoring using WLI（white light imaging）. However, occasional discrepancies occur between detected endoscopic and histological findings. Thus, a new imaging technology that can efficiently evaluate histological and endoscopic recovery is necessary. The recent development of IEE（image-enhanced endoscopy）has allowed observation of mucosal inflammation unrecognizable by WLI. The detection of inflammation has improved with IEE, and the correlation between detected endoscopic and histological activities has been confirmed. IEE could become an indispensable tool for the endoscopic diagnosis of inflammation.

[1]Digestive and Lifestyle Diseases, Department of Human and Environmental Sciences, Kagoshima University Graduate School of Medical and Dental Sciences, Kagoshima, Japan.

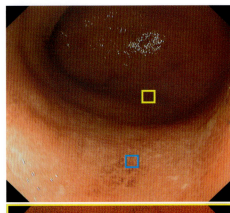
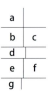

a	
b	c
d	
e	f
g	

图2 缓解黏膜和活动性黏膜的代表性图像

a 内镜像（白光）。

b~d 缓解病例（a的黄框部）的EC-NBI像（**b**），色素染色下的Endocyto像（**c**），同一部位的HE染色像（**d**，×400）。

e~g 活动性病例（a的蓝框部）的EC-NBI像（**e**），色素染色下的Endocyto像（**f**），同一部位的HE染色像（**g**，×400）。

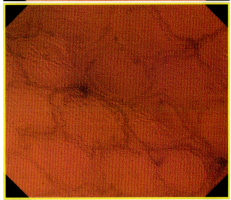
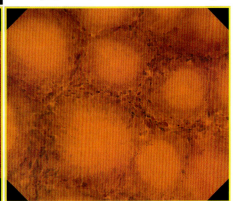
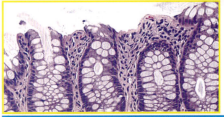
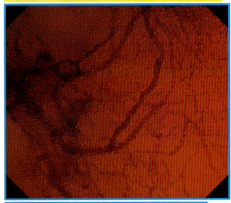
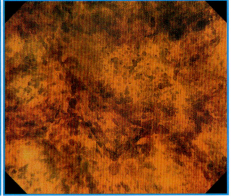
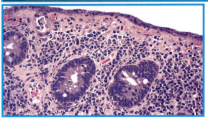

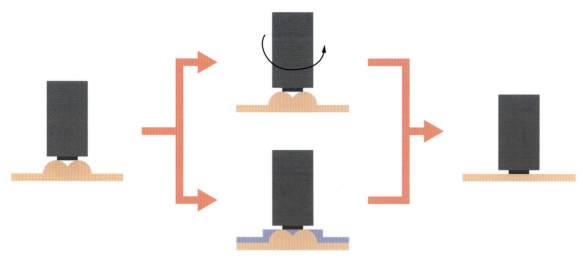

图3 UC的黏膜观察的注意事项。有时黏膜有褶皱，前端的镜头不能接触到黏膜上，不能得到清晰的图像。这时，只需轻轻扭动镜头和施加一定的角度去除黏膜的褶皱，或者通过吸引附送水使黏膜接触到镜头上，即可获得清晰的图像

另外，与肿瘤性病变不同的是，有时因黏膜有褶皱而前端的镜头不能接触到黏膜上，不能得到清晰的图像。这时可以通过轻微地扭动镜头和施加一定的角度来消除黏膜的褶皱，或者通过轻轻吸引附送的水使镜头接触到黏膜上（**图3**），便可以获得清晰的图像。

染色下的Endocyto观察

2011年，Bessho等提出了超放大内镜系统评分（Endocyto, endocytoscopy system score, ECSS），这是利用Endocyto对UC进行黏膜愈合评估的开端（**图4**）。ECSS在染色下通过把腺腔的形状（0~3分）、腺腔间的距离（0~2分）以及血管的可辨识性（0~1分）评分为0~6分进行评估。据报道，ECSS与组织学活动性（Matts' score）之间有很好的相关性。

接下来，Nishiyama等在用ECSS对22例UC患者进行评估后，平均随访观察446天，其间ECSS ≤ 2分的10例未发现临床复发，而ECSS ≥ 3分的10例中有3例有临床复发。Nakazato等以64例临床上得到内镜下缓解的UC患者为对象进行研究，结果显示ECSS预测组织学缓解（Geboes评分 ≤ 2分）的灵敏度为77%，特异性为97%，正诊率为86%。此外，还有报道指出，在平均3年的随访观察期间内，ECSS = 0分的患者的临床复发率为7.4%（2/27），而ECSS ≥ 1分的患者的临床复发率为21.6%（8/37）。作为来自欧美的报道，Iacucci等采用ECSS的研究显示，Endocyto不仅可以预测组织学上的缓解，还可以预测包括与组织学愈合相关的可溶性血管细胞黏附分子1（soluble vascular cell adhesion molecule 1, sVCAM1）在内的基因表达标志物等，结论是，Endocyto虽然介于内镜诊断和组织学诊断之间，但是更接近于后者的方法。另外，Ueda等报道了通过染色下Endocyto观察进行的独自的腺腔表现的分类。Ueda等的超放大内镜分类（Endocytoscopic classification）也显示出了与组织学炎症活动性和临床复发风险之间的相关性。

NBI联合Endocyto观察

如上所述，研究显示染色下的Endocyto观察精度高，可以预测UC患者的组织学活动性及长期预后。然而，在UC的活动性评估中，最好是对多个部位进行评估，而预染色过程烦琐且耗时较长是一个需要解决的问题。笔者等探索在更简便的非染色条件下进行Endocyto观

A 隐窝的形状（0~3分）

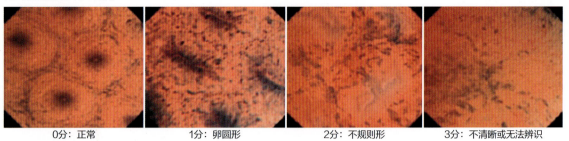

0分：正常　　　　1分：卵圆形　　　　2分：不规则形　　　　3分：不清晰或无法辨识

B 隐窝之间的距离（0~2分）

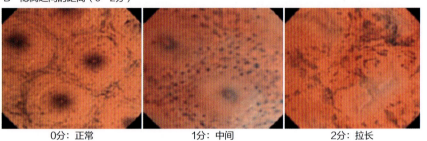

0分：正常　　　　1分：中间　　　　2分：拉长

C 小血管（0~1分）

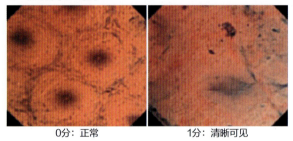

0分：正常　　　　1分：清晰可见

ECSS（0~6分）＝A（0~3分）＋B（0~2分）＋C（0~1分）

图4 超放大内镜系统评分（ECSS）
（转载自 "Bessho R, et al. Correlation between endocytoscopy and convenitonal histopathology in microstructural featuresulcerativecolitis. J Gastroenterol 46: 197–1202, 2011"）

察，着眼于通过联用 NBI（EC-NBI）获得的微血管图像。

　　Maeda 等报道，通过 EC-NBI 观察到的毛细血管的可辨识性和血管直径与组织学上的炎症活动性（Geboes 评分）有相关性。后来，当第 2 代 NBI 与 ELITE 内镜系统一起问世后，得益于光量的增加，通过 EC-NBI 不仅可以观察微血管表现，还可以观察腺腔结构。Maeda 等参考通过上述染色法进行的 ECSS，提出了通过 EC-NBI 评估黏膜内血管的异型性和腺腔结构变化的黏膜内毛细血管 / 隐窝指数（intra-mucosal capillary/crypt index，ICC 指数）（**图5**）。该报道称，对 208 例临床缓解的 UC 患者进行了中位数为 16 个月的随访观察，ICC 指数 ≤ 1 的患者的复发率为 5.6%，而 ICC 指数 ≥ 2 的患者的复发率为 30.5%。提示 EC-NBI 也与染色下 Endocyto 观察一样，可以预测组织学活动性和长期预后。此外，NBI 法还缩短了检查时间。在 Maeda 等的报道中，为了采取一个活检组织平均需要 44 s，用染色法拍摄 5 张 Endocyto 图

毛细血管指数（0~3分）

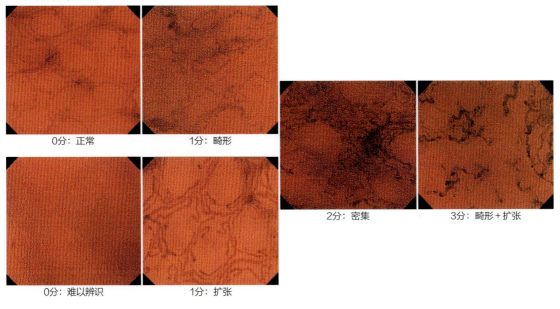

0分：正常　　　　　　1分：畸形

2分：密集　　　　　　3分：畸形＋扩张

0分：难以辨识　　　　1分：扩张

隐窝指数（0~2分）

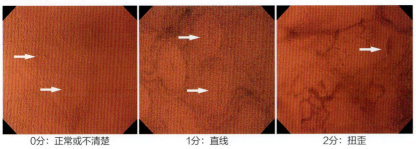

0分：正常或不清楚　　1分：直线　　　　　2分：扭歪

ICC指数（0~5分）：毛细血管指数（0~3分）＋隐窝指数（0~2分）

图5 通过EC-NBI评估黏膜内血管的异型性和腺腔结构变化的ICC指数

（转载自 "Maeda Y，et al. Endocytoscopicintramucosal capillary network changeasnd crypt architecture abnormalitiescan predict relapse in paietnts with an ulcerative colitis Mayo endoscopic score of 1. Dig Endosc32:1 082-1091，2020"）

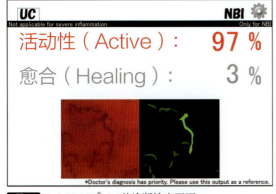

图6 EndoBRAIN®-UC的诊断输出画面

像需要 130 s，而在 EC-NBI 观察中拍摄 5 张图像的时间平均为 19 s。

另外，与其他的新方法一样，在 Endocyto 诊断上也需要训练才能实现高精度的诊断，这也是一个研究课题。因此，笔者等以使 Endocyto 诊断的非熟练者也能进行客观的评估为目标，灵活运用在大肠肿瘤性病变的定性诊断上利用人工智能（artificial intelligence，AI）技术的计算机辅助诊断（computer-aided diagnosis，CAD）的软件开发经验，在 UC 的黏膜愈合评

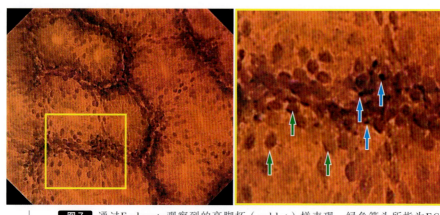

a | b 　**图7**　通过Endocyto观察到的高脚杯（goblet）样表现。绿色箭头所指为EC-goblet。通过大小和染色性的不同可以辨识细胞核（蓝色箭头所指）

估方面，也进行了利用 AI 根据 EC-NBI 图像预测组织学愈合的 CAD 软件的开发。根据 Maeda 等的报道，将组织学缓解定义为 Geboes 评分 < 3.1 分时，研究对象的组织学缓解的诊断精度为灵敏度 74%，特异性 97%，正诊率 91%。该软件经过升级（up date），于 2020 年 4 月得到日本《药机法》的批准，自 2021 年 2 月起，由奥林巴斯公司以 EndoBRAIN®-UC（Cybernet System 公司生产）的名称推出上市（**图6**）。

以下概述该软件为《药机法》批准申请而进行的临床试验。该试验是在医药品医疗器械综合机构（Pharmaceuticals and Medical Devices Agency，PMDA）的指导下进行的回顾性试验。研究对象为可以确定能够获得与活检标本采集部位相同的 EC-NBI 图像的 1000 张 EC-NBI 图像。我们将金标准的组织学缓解定义为 Geboes 评分 < 3.1 分。作为结果，输出了对 77%（767 张 /1000 张）的图像进行的活动性 / 愈合（active/healing）的诊断。通过对 767 个诊断数据进行分析，该软件预测组织学缓解的精度为：灵敏度 95%，特异性 91%，正诊率 92%。

Endocyto会超越以往的内镜吗？

如前所述，Endocyto 有 2 个主要的优点：①作为显微内镜，可以在机体内观察细胞核；②作为接触式内镜，不需要像以往的放大内镜

那样进行对焦的细微操作。关于前者，虽然在笔者等一直致力于实现的大肠肿瘤性病变的定性诊断和浸润深度诊断中显示出了其巨大的有效性，但遗憾的是未能在 UC 的黏膜愈合评估中发挥其优势。

在本文中概述的所有报道均是关注腺腔的结构异型性和血管的变化，并进行评估。如果仅对腺腔和血管进行评估的话，即便是利用以往的放大内镜也可以实现。Iacucci 等报道，在利用 CLE 和 i-scan（HOYA-PENTAX 公司生产）进行的图像增强观察中观察腺腔和血管，比较了两者对组织学活动性的预测能力，CLE 相对于非放大 i-scan 观察来说没有优势。为了使 Endocyto 获得相对于传统内镜的更多优势，就要开发传统内镜无法观察到的指标。

参考 Ozaki 等所进行的组织学上杯状细胞的减少是完全内镜下缓解患者的复发风险因素这一先行研究，笔者等着眼于用 Endocyto 能够观察到的高脚杯（goblet）样表现（EC-goblet，**图7**）。在 Takishima 等着眼于将 EC-goblet 作为新指标进行的初步研究中，EC-goblet 数量的减少是梅奥内镜下评分（Mayo endoscopic subscore，MES）为 0 分患者的复发风险因素。

Endocyto能否替代UC患者的活检病理诊断

上述报道的结果显示，Endocyto 诊断能够高精度地预测组织学活动性。然而，并不是精度能达到 100%。此外，还需要注意的是，上述报道几乎都是由熟练的内镜医生进行的回顾性试验研究。在 UC 的确定诊断等方面的应用依然没有报道。另外，要想在 UC 患者的内镜诊疗中代替活检病理诊断，还需要除外异型增生（dysplasia）和感染性疾病等其他肠炎。

作为通过 Endocyto 进行的异型增生的诊断方法，笔者等提出了结合小凹模式（pit pattern）诊断和通过 Endocyto 进行的核异型诊断的策略——超放大内镜下不规则细胞核与小凹模式结合的诊断策略（endocytoscopic irregular nuclei combined with pit pattern，EC-IN-PIT strategy）。今后，希望能够继续推进包括 CAD 化在内的应用。在通过 Endocyto 进行的感染性肠炎的诊断方面，Hosoe 等报道了在体内的阿米巴性肠炎的诊断。但是，目前还没有应用于在 UC 诊疗中一般需要除外诊断的巨细胞病毒感染等的报道。

结论是，目前 Endocyto 还不能代替 UC 患者的活检病理诊断。在上述报道中，如 Iacucci 等所述的那样，Endocyto 诊断位于内镜诊断和组织学诊断之间，阐明 Endocyto 怎样在临床中发挥作为上述两者之间桥梁的潜力也是今后的研究课题。

结语

笔者根据对大肠肿瘤性病变切除标本的实体显微镜观察，提出了小凹模式（pit pattern）这一概念，在开始向现在所说的"光学活检（optical biopsy）"发起挑战之后已经过去了 40 年。利用人工智能（AI）技术，已经进入即使是非专科医生也能进行"光学活检"的时代。另外，包括 UC 在内的 IBD 内镜诊断的本来目的并不是病理诊断的预测，而是提高患者的长期预后和改善其生活质量（quality of life，QOL），这是毋庸置疑的。这一点与肿瘤的内镜诊断有很大的不同。包括超放大内镜在内的最先进的内镜技术是怎样贡献于患者的长期预后预测和 QOL 的提高的？希望今后的年轻医生们利用"享誉世界的日本内镜"，构筑新的炎症内镜诊断学。

参考文献

[1]Turner D, Ricciuto A, Lewis A, et al. STRIDE-II: an update on the selecting therapeutic targets in inflammatory bowel disease（STRIDE）initiative of the International Organization for the Study of IBD（IOIBD）: determining therapeutic goals for treat-to-target strategies in IBD. Gastroenterology 160: 1570-1583, 2021.

[2]「難治性炎症性腸管障害に関する調査研究」（久松班）. 潰瘍性大腸炎・クローン病診断基準・治療指針, 令和2年度改訂版. 厚生労働科学研究費補助金難治性疾患政策研究事業, 2021 http://www.ibdjapan.org/pdf/doc01.pdf（2021年12月13日閲覧）.

[3]Bessho R, Kanai T, Hosoe N, et al. Correlation between endocytoscopy and conventional histopathology in microstructural features of ulcerative colitis. J Gastroenterol 46: 1197-1202, 2011.

[4]Nishiyama S, Oka S, Tanaka S, et al. Clinical usefulness of endocytoscopy in the remission stage of ulcerative colitis: a pilot study. J Gastroenterol 50: 1087-1093, 2015.

[5]Nakazato Y, Naganuma M, Sugimoto S, et al. Endocytoscopy can be used to assess histological healing in ulcerative colitis. Endoscopy 49: 560-563, 2017.

[6]Iacucci M, Jeffery L, Acharjee A, et al. Ultra-high magnification endocytoscopy and molecular markers for defining endoscopic and histologic remission in ulcerative colitis-an exploratory study to define deep remission. Inflamm Bowel Dis 27: 1719-1730, 2021.

[7]Ueda N, Isomoto H, Ikebuchi Y, et al. Endocytoscopic classification can be predictive for relapse in ulcerative colitis. Medicine（Baltimore）97: e0107, 2018.

[8]Maeda Y, Ohtsuka K, Kudo S-E, et al. Endocytoscopic narrow-band imaging efficiency for evaluation of inflammatory activity in ulcerative colitis. World J Gastroenterol 21: 2108-2115, 2015.

[9]Maeda Y, Kudo S-E, Ogata N, et al. Endocytoscopic intramucosal capillary network changes and crypt architecture abnormalities can predict relapse in patients with an ulcerative colitis Mayo endoscopic score of 1. Dig Endosc 32: 1082-1091, 2020.

[10]Mori Y, Kudo S-E, Wakamura K, et al. Novel computer-aided diagnostic system for colorectal lesions by using endocytoscopy（with videos）. Gastrointest Endosc 81: 621-629, 2015.

[11]Misawa M, Kudo S-E, Mori Y, et al. Characterization of colorectal lesions using a computer-aided diagnostic system for narrow-band imaging endocytoscopy. Gastroenterology 150: 1531-1532, 2016.

[12]Mori Y, Kudo S-E, Misawa M, et al. Real-time use of artificial intelligence in identification of diminutive polyps during colonoscopy: a prospective study. Ann Intern Med 169: 357-366, 2018.

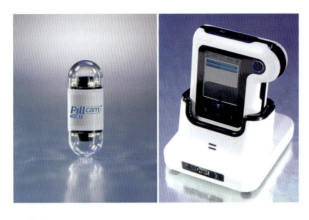

a | b

图1 CCE-2（a）和数据记录仪（b）
（由Medtronic公司提供）

表1 用CCE对UC进行研究的总结

第一作者	分析病例数	使用的前处置药	前处置总水分量（L）	使用的促肠蠕动药	全大肠观察率（%）	使用的胶囊内镜	灵敏度（%）	特异性（%）	与结肠镜的相关性
Sung	96	PEG，NaP	4.0	蓖麻油，甲氧氯普胺	83	CCE-1	89	75	N/A
Meister	13	PEG-ASC	4.7	多潘立酮	77	CCE-1	N/A	N/A	N/A
Ye	25	PEG，NaP	3.8	依托泊苷	100*	CCE-1	N/A	N/A	0.751（κ）
Hosoe	29	PEG	2.0	莫沙必利，蓖麻油	69	CCE-2	N/A	N/A	0.797（ρ）
Usui	20	PEG，柠檬酸镁	2.2	莫沙必利，蓖麻油	85	CCE-2	N/A	N/A	N/A
Shi	108	PEG，NaP	4.0	蓖麻油	72	CCE-2	93	85	0.69（ICC）
Okabayashi	33	PEG-ASC，蓖麻油	3.0	蓖麻油	94	CCE-2	N/A	N/A	N/A
Takano	30	PEG-ASC，柠檬酸镁	3.4	莫沙必利	93	CCE-2	N/A	N/A	N/A

PEG：polyethylene glycol，聚乙二醇；NaP：sodium phosphate，磷酸钠；PEG-ASC：polyethylene glycol solution containing ascorbic acid，含有抗坏血酸的聚乙二醇溶液；CCE-1：第1代结肠胶囊内镜；CCE-2：第2代结肠胶囊内镜；N/A：not assessed，未评估；ICC：intraclass correlation coefficient，组内相关系数。
*：用上消化道内镜将CCE转运到十二指肠。
（转载自 "Hosoe N, et al. Colon capsule endoscopy for inflammatory bowel disease. ClinEndosc 53：550-554, 2020"，有改变）

内镜停滞时则可以缓慢拍摄。

CCE在UC诊疗中的应用研究概况

使用CCE进行UC炎症评估的主要报道的总结如表1所示。2012年，Sung等报道了对UC患者使用CCE-1的代表性研究。Sung等报道，通过CCE-1指出UC活动性病变的灵敏度为89%［95%置信区间（confidence interval，CI）80%～95%］，特异性为75%（95%CI 51%～90%），虽然此时显示CCE-1是安全的

检查，但结论是不推荐CCE-1代替CS。另外，在2013年Ye等所进行的纳入25例UC患者的报道中，对于UC患者，在CCE-1和CS进行比较时，对活动性病变的严重程度（$\kappa = 0.751$，$P < 0.001$）及病变范围的评估（$\kappa = 0.522$，$P < 0.001$）均显示明显相关。

笔者等曾于2013年首次报道了CCE-2在UC诊疗上的应用。该研究同时也是探索针对日本UC患者的前处置法的研究，在日本标准的CS前处置法是采用2 L含有聚乙二醇

（polyethylene glycol，PEG）的电解质溶液和促进肠蠕动药莫沙必利（mosapride）。全大肠观察率为69%，并不令人满意。另外，将大肠的洗净度分为4个等级进行了评估，结果洗净度也不理想。但是，在根据CCE-2图像判定的Matts内镜下评分与根据CS图像判定的Matts内镜下评分之间有高度的相关性（$P = 0.797$）。在Shi等2017年发表的研究中，纳入了150例UC患者，以其中的108例为分析对象，结果根据CCE-2图像判定的梅奥内镜下评分（Mayo endoscopic subscore，MES）与根据CS图像判定的MES之间高度相关［组内相关系数（intraclass correlation coefficient，ICC）为0.69，95%CI为0.46～0.81，$P< 0.001$］，并且与同样判定的溃疡性结肠炎内镜下严重程度指数（ulcerative colitis endoscopic index of severity，UCEIS；ICC为0.64，95%CI为0.38～0.78，$P< 0.001$）高度相关，并得出结论，CCE-2是UC的高可靠性监测工具。

如上所述，在使用CCE-1的研究中，对于UC的炎症评估的性能分为高的和中等的两种；而在使用CCE-2的研究中，很多都报道与CS高度相关。但是，以证据等级（evidence level）低为理由，目前对于UC还没有推荐以CCE-2代替CS使用的临床指南。

CCE所存在的问题是内服前处置水分量大。国外对于UC的CCE前处置与息肉检查等基本相同，使用4 L左右的泻药（**表1**）。据报道，在日本也有用标准的CS前处置的总水分量2 L的减量的前处置方法。在日本没有液体的磷酸钠，作为推进胶囊流动的助推剂，在UC的诊疗中一直是用柠檬酸镁。最近有文献报道了在对于大肠息肉的CCE-2前处置中使用日本自古以来就有的蓖麻油的前处置法的有效性，并且对于UC采用高浓度PEG抗坏血酸溶液（PEG solution containing ascorbic aid，PEG-ASC；mobiprep®）和蓖麻油的前处置法也显示出简便性和较高的全大肠观察率。

CCE的局限性与CCE评分系统

Shi等报道，通过CCE判定的MES、UCEIS的不一致大多发生在黏膜炎症水平较低时。在结肠的各个区域的分析中，MES 0和MES 1的识别不一致的占全体的63%；在UCEIS方面，正常血管模式和轻度血管模式消失的识别不一致的占血管模式评估不一致的68%。CCE与CS不同，由于不能送气和清洗，所以有过度评估炎症的趋势。也就是说，在采用CS用的评分系统MES和UCEIS来通过CCE进行UC的炎症评估时有局限性。为此，笔者等开发了专用的CCE评分系统——溃疡性结肠炎的胶囊内镜评分（capsule scoring of ulcerative colitis，CSUC）。下面简单介绍CSUC。

CSUC以脾曲部为界，分为远端部和近端部分别评分，评分项目为"血管模式（vascular pattern）""出血（bleeding）"和"糜烂和溃疡（erosions and ulcers）"。采用一般线性模型（the general linear model，GLM），选择评分项目，进行了加权。最终将CSUC规定为"vascular pattern的合计（近端＋远端）＋ bleeding的合计＋ erosions and ulcers的合计"（最低值～最高值为0～14），并设法使该分数可通过CCE-2附带的软件轻松判定。例如，"bleeding"这一项目，利用通过软件自动检出并显示出血图像的功能，仅通过计数自动检出的出血图像的数量即可评分。CSUC与临床指标（血液检查、粪钙卫蛋白、CRP）、Lichtiger评分之间的相关性与通过CS判定的UCEIS基本相同。最近Matsubayashi等报道，利用CCE-2对41例临床缓解期的UC患者进行了CSUC评分，结果显示CSUC ≤ 1的患者复发率明显较低。关于CSUC在实际临床中的有效性，今后还需要进一步研究。

病例

下面从本书的主题"黏膜愈合"的角度出发，把主要着眼点放在内镜下黏膜愈合上，对同一

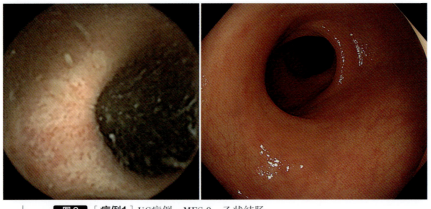

a | b 　**图2** ［**病例1**］UC病例。MES 0，乙状结肠
a CCE-2像。
b CS像。

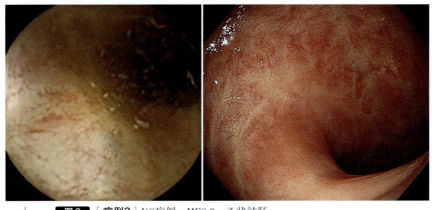

a | b 　**图3** ［**病例2**］UC病例。MES 0，乙状结肠
a CCE-2像。
b CS像。

患者边进行 CCE-2 像和 CS 像的对比边进行提示，对其差异进行阐释。另外，因为厚生劳动科学研究经费资助的"关于难治性炎症性肠病的调查研究"小组（铃木小组）对同一 UC 患者施行了 CCE-2 和 CS 检查并收集内镜图像制作了图谱，所以也参考了它们的图像。

　　［**病例1，图2**］　MES 0。30 多岁，男性。

　　通过内服 5- 氨基水杨酸（5-aminosalicylic acid，5-ASA）制剂维持了数年的临床缓解。展示乙状结肠的 CCE-2 像（**图 2a**）和大致同一部位的 CS 像（**图 2b**）。CCE-2 像（**图 2a**）的洗净度虽然并不差，但肠道内有漂浮物，看起来像是有轻度炎症，但实际上没有炎症，

是瘢痕黏膜。这种情况下，当通过动画观察时可以确认没有炎症。当观察对应的 CS 像（**图 2b**）时，为无炎症的瘢痕黏膜，观察到黏膜愈合，为 MES 0 程度的炎症。

　　［**病例2，图3**］　MES 0。40 多岁，男性。

　　通过内服 5-ASA 制剂维持了数年的临床缓解。展示乙状结肠的 CCE-2 像（**图 3a**）和被认为是大致同一部位的 CS 像（**图 3b**）。在 CCE-2 像（**图 3a**）中，如在［**病例1**］中所解说的那样，肠道内的漂浮物看起来像是脓性黏液，但在画面左侧的部位 CCE-2 接近黏膜，可以确认是炎症愈合后的瘢痕黏膜。当观察对应的 CS 像（**图 3b**）时，是和 CCE-2 像一样的

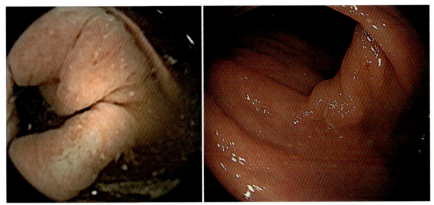

a | b 　**图4** ［**病例3**］UC病例。MES 1，乙状结肠
　　　　a CCE-2像。
　　　　b CS像。

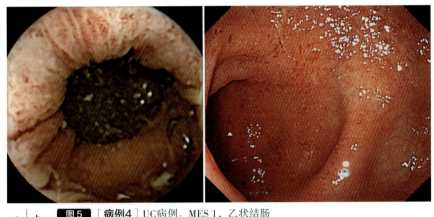

a | b 　**图5** ［**病例4**］UC病例。MES 1，乙状结肠
　　　　a CCE-2像。
　　　　b CS像。

愈合后的瘢痕黏膜，是 MES 0 程度的炎症。像这样，通过 CCE-2 就可以确认黏膜愈合。

［**病例3，图4**］ MES 1。30 多岁，女性。

通过内服 5-ASA 制剂维持着临床缓解。为了展示 UC 的微小黏膜病变而展示该病例。**图4** 展示的是乙状结肠的 CCE-2 像（**图4a**）和大致同一部位的 CS 像（**图4b**）。在 CCE-2 像（**图4a**）中，观察到极小面积的小颗粒状黏膜和血管透见征的消失。当观察对应的 CS 像（**图4b**）时，可以确认与 CCE-2 像基本相同的表现，可知是 MES 1 程度的炎症。

［**病例4，图5**］ MES 1。30 多岁，女性。

通过内服 5-ASA 制剂维持着临床缓解。在

图5 展示的是乙状结肠的 CCE-2 像（**图5a**）和大致同一部位的 CS 像（**图5b**）。在 CCE-2 像（**图5a**）中，观察到小颗粒状黏膜和发红。当观察对应的 CS 像（**图5b**）时，可以确认与 CCE-2 像几乎相同的小颗粒状黏膜和发红表现，可知是 MES 1 程度的炎症。

由于在 CCE-2 检查中有许多是未扩张的肠管且接近黏膜的图像，虽然也有时会过大评估炎症程度，但就像所展示的病例那样，也能确认 MES 0 ~ MES 1 程度的轻微的炎症。

结语

CCE 是在 2014 年引进日本的较新的检查

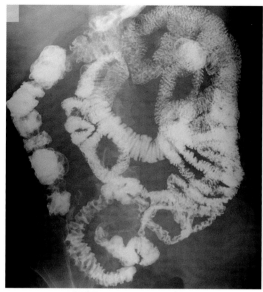
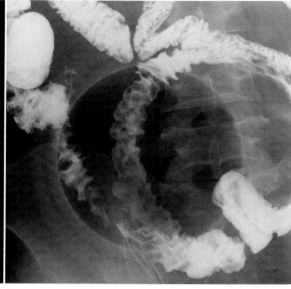

图1 CD初次诊断时的经口小肠X线造影像

a 充盈像。虽然在小肠上段未见异常，但在回肠下段见有较广泛的水肿表现。

b 同一病例的压迫像。当压迫有水肿的小肠下段时，扫查出了纵行的多发性阿弗他。

因为经口法比经管法简便，给患者带来的痛苦小，因此在小肠病变的筛查和随访观察中很有用。经口给予 100% ~ 120%（w/v）的硫酸钡（笔者科室通常使用 100% 的硫酸钡），在造影剂到达盲肠之前以 15 ~ 30 min 为间隔进行观察和摄影。一边反复压迫和变换体位，一边精心分离小肠袢，可以得到充盈像和压迫像。在经口法检查中主要关注肠道整体的长度、肠腔径、水肿、变形、狭窄、瘘口等在充盈像中能够获得的表现，以及 Kerckring 皱襞的走行异常、钡斑、凹陷、隆起等主要在压迫像中能够获得的表现（**图1**）。另外，从内服造影剂开始到到达大肠的时间也是了解小肠通过时间的信息。还有，为了获得病变较多的回肠下段的双重造影，也有时经肛门处注入空气。

经管法是在强烈怀疑存在小肠病变的情况下，以及在其他检查中已经指出病变的情况下作为详细检查被施行。与经口法不同，经管法具有受胃液和黏液的影响小，可在透视下调整来自导管的造影剂和空气注入量的优点。一般的方法是，在透视下将导管插入 Treitz 韧带附近后，使气囊膨胀并固定，分多次给予 70% ~ 100%（w/v）的硫酸钡 250 ~ 300 mL（笔者科室通常使用 80% 的硫酸钡）。通过一边仔细追踪钡向肛侧的移动，一边分离压迫小肠袢，就可以发现小病变和扫查出典型病变。在钡到达回肠末端时注入 800 ~ 1000 mL 的空气，进行体位变换，待空气潴留至盆腔内小肠时给予解痉药，拍摄双重造影。当能够获得双重造影图像时，不仅是大的病变，还可以扫查出包括阿弗他样病变等黏膜的微小病变、凹凸以及肠腔外信息在内的病变。但是，经管法的缺点是伴于导管插入和空气注入的患者的痛苦、医疗辐射、需要检查技术熟练等。

回肠下段，特别是盆腔内小肠是病变较多的部位，但由于肠袢的分离困难而不能充分检查的情况有不少。因此，开发了利用结肠镜的逆行性回肠造影法。据报道，该法只需用较少量的钡和空气就能获得高质量的双重造影图像。BAE 的普及使得用内镜观察小肠成为可能，正在成为小肠检查的主流方法，但在内镜无法通过的狭窄和高度粘连病例中，观察范围受到

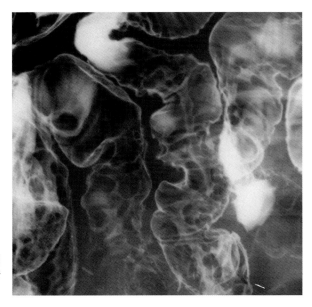

图2 为评估活动性而施行的导管法双重造影像。在回肠有水肿和轻度的变形，在周围有伴隆起的典型的纵行溃疡

限制，特别是对于 CD，有很多时候难以评估病变。因此，为了能够实现在 BAE 下通过钡进行选择性造影，笔者等根据需要进行了使用特殊的小肠 X 线造影用导管的双重造影，可获得质量极高的双重造影图像，还可在一定程度上掌握狭窄部口侧的信息。

CD的小肠病变

CD 是一种原因不明的慢性炎症性疾病，可在从口腔到肛门的整个消化道引起病变。在 CD 的诊断标准中，除了病理组织学表现非干酪性类上皮细胞肉芽肿外，将纵行溃疡和铺路石征作为主要表现。另外，作为次要表现，还列举出在消化道的大范围有不规则形～类圆形溃疡或阿弗他、特征性的肛门病变、胃/十二指肠病变。如果能通过 X 线造影检查和内镜检查确认这些 CD 的特征性表现（即纵行溃疡和铺路石征），并排除其他疾病，就可以做出 CD 的确定诊断。另外，通过作为次要表现的纵行的不规则形溃疡和阿弗他与其他项目的综合性评估有时对诊断的确定有用。

根据 CD 的患病部位的不同，病型被分为小肠型、小肠大肠型、大肠型以及其他的特殊

型，而大肠型约占全体的 25%，70% 以上的病例有小肠病变。也就是说，CD 的七成以上具有上述表现，在诊断确定和之后的治疗评估及随访观察中，掌握小肠病变是必需的。下面，对在 X 线造影中能够获得的 CD 小肠病变的表现分别进行阐释。

1. 纵行溃疡

纵行溃疡被定义为在肠道的长轴方向上超过 4 ～ 5 cm 的溃疡，通常在肠系膜附着侧被观察到。其可作为偏向于管腔边缘的细长的钡的滞留被扫查出来，也可以扫查出宽的带状溃疡（**图2**）、线状的轻微溃疡、形成瘢痕的仅偏侧性变形的溃疡等各病期的溃疡。在纵行溃疡的边缘多伴有铺路石征和炎性息肉等隆起的表现。大部分伴有单侧性的边缘硬化，这种偏侧性变形是让人强烈怀疑存在纵行溃疡的表现（**图3**）。在 CD 的非活动期，由于即使是瘢痕也残存有偏侧性变形，所以辨识该表现的诊断价值较高。另外，通过 X 线造影检查有时也可以扫查出活动性极高的深溃疡，即所谓的裂隙状溃疡（fissuring ulcer）。这样的病例由于过渡到穿通型的风险高，多为难治性，所以从早期就要考虑抗 TNF-α 抗体制剂等强效的内

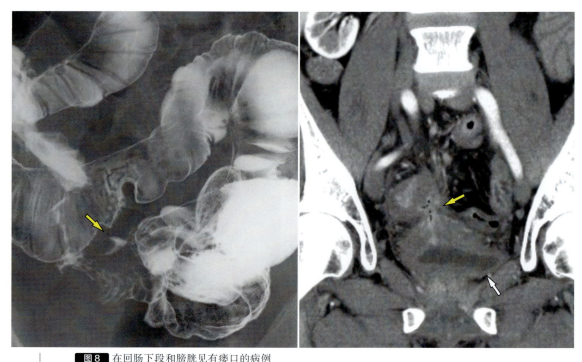

图8 在回肠下段和膀胱见有瘘口的病例
a 见有从回肠下段的病变部突出于肠腔外的钡（瘘口部，黄色箭头所指）。
b CT像。见有与膀胱相连的内瘘（黄色箭头所指），选择了外科手术。

肠～回肠瘘、回肠～直肠瘘、回肠～乙状结肠瘘等。为了检查膀胱、尿道、阴道等与其他器官之间的瘘口，还应有效利用 CT 和 MRI 等（**图8**）。

X线造影检查对CD的小肠MH评估的意义

由于 X 线造影检查没有色彩方面的信息，只能用二维来表现肠道和病变的立体结构，因此难以从多方面观察和掌握。因此，在微小病变的检出、局部的详细观察和捕捉变化等方面不及内镜检查，但通过读片可增加掌握整体表现和腔外性的信息。另外，由于病变位置的确定和保证了其客观性，即使是在有大范围小肠病变的病例中，也可以详细地比较研究治疗效果和长期的变化。在判定方面，除了作为主要表现的铺路石征和纵行溃疡的活动性外，还需要关注其他的溃疡、水肿和溃疡边缘的隆起、肠管的变形和缩短以及狭窄等表现的有无和程度。通过内科治疗即使病变本身改善了，在严重狭窄等情况下仍需要施行内镜下气囊扩张术或外科手术。

近年来，随着抗 TNF-α 抗体药物等有效药物疗法的普及，在 CD 治疗中 MH 是可能达到的目标。有不少报道指出，获得 MH 可以使之后的临床经过，即外科手术率、住院率、无类固醇治疗的缓解维持率等得到改善。另外，CD 的 MH 的定义尚未确立，尤其是很多时候甚至连小肠病变的 MH 都没有提及。在确立小肠的 MH 定义时，还有很多需要解决的研究课题，包括检查方法选择在内的评估方法、有狭窄病例的处置、所采用的客观评估指标（内镜下评分等）的选定等。MH 通常是根据内镜检查的病变表现被提及的，但笔者认为，只要能正确地扫查出来，通过 X 线造影检查就可以判定 MH（**图9**）。笔者期待通过比欧美更细致的检查进行小肠的观察，获得来自 CE 和 BAE 更加盛行的日本的新证据。

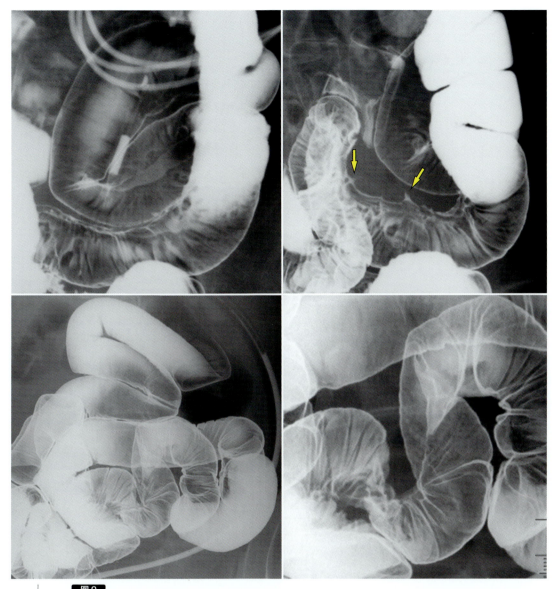

a	b
c	d

图9

a、b 在双气囊小肠镜检查后施行的逆行性回肠X线造影像。
a 在肠系膜附着侧的回肠见有较宽的纵行溃疡。
b 当从侧面看时，可以看出溃疡较深，是所谓的裂隙状溃疡（fissuring ulcer）（黄色箭头所指）。
c、d 对重度小肠病变给予抗TNF-α抗体制剂治疗后的逆行性回肠X线造影像。
c 该病例由于粘连而不能将内镜插入感兴趣的部位，通过X线造影检查评估了病变。
d 溃疡完全瘢痕化，为MH的状态。

结语

本文从在 CD 的小肠 MH 评估中重视 X 线造影检查的角度出发，阐述了其临床实际情况和有效性。CD 的病变极为多样，在各个病例中，甚至在同一病例中因病期不同，病变的分布和活动性也大不相同。因此，有必要根据检查的目的和目标病变构建相应的检查体系。近年来，可通过 CE 和 BAE、CTE 和 MRE 等各种技术进行小肠的评估，利用 X 线造影检查的比例有略微下降的趋势。但是，笔者认为，由于上述的种种优点，小肠 X 线造影检查具有充分的存在意义，其有助于高质量的 CD 诊疗。

参考文献

[1]「難治性炎症性腸管障害に関する調査研究」班（久松班）．潰瘍性大腸炎・クローン病診断基準・治療指針，令和2年度改訂版．厚生労働科学研究費補助金難治性疾患政策研究事業，pp 27-29, 2021　http://www.ibdjapan.org/pdf/doc01.pdf（2021年12月28日閲覧）．

[2]難治性炎症性腸管障害に関する調査研究（鈴木班）（編）．一目でわかるIBD—炎症性腸疾患を診療されている先生方へ，第3版．厚生労働科学研究費補助金難治性疾患政策研究事業，2020.

[3]Pariente B, Cosnes J, Danese S, et al. Development of the Crohn's disease digestive damage score, the Lémann score. Inflamm Bowel Dis　17: 1415-1422, 2011.

[4]Peyrin-Biroulet L, Sandborn W, Sands BE, et al. Selecting therapeutic targets in inflammatory bowel disease （STRIDE）: determining therapeutic goals for treat-to-target. Am J Gastroenterol　110: 1324-1338, 2015.

[5]八尾恒良，櫻井俊弘，竹中國昭，他．診断のための諸検査法．八尾恒良，飯田三雄（編）．小腸疾患の臨床．医学書院，pp 13-32, 2004.

[6]松本主之，飯田三雄，頼岡誠．小腸X線検査．日内会誌　100: 23-28, 2011.

[7]平井郁仁，松嶋祐，吉澤直之，他．Crohn病の小腸・注腸X線所見．胃と腸　48: 619-630, 2013.

[8]蔵原晃一，河内修司，川崎啓祐，他．小腸X線造影．胃と腸　54: 1254-1269, 2019.

[9]別府孝浩，平井郁仁．X線（注腸，小腸二重造影）．大塚和朗，長沼誠，平井郁仁（編）．炎症性腸疾患 Imaging Atlas．日本メディカルセンター，pp 25-32, 2016.

[10]頼岡誠，平井郁仁，八尾恒良，他．小腸内視鏡検査後の小腸X線造影用ゾンデ（福大筑紫式）の考案とその使用成績．胃と腸　46: 500-506, 2011.

[11]平井郁仁，頼岡誠，八尾恒良．逆行性回腸造影の手技の実際—福岡大学筑紫病院式小腸造影．胃と腸　54: 1295-1298, 2019.

[12]八尾恒良，瀬尾充，岩下明德，他．アフタのみから成るCrohn病—8例の呈示とアフタの経過についての考察．胃と腸　25: 571-584, 1990.

[13]平井郁仁，矢野豊，大原次郎，他．アフタ様病変のみから成るCrohn病の長期経過．胃と腸　40: 895-910, 2005.

[14]蔵原晃一，八板弘樹，浅野光一，他．狭窄を来す小腸疾患の診断—X線診断の立場から．胃と腸　51: 1661-1674, 2016.

[15]松井敏幸，関剛彦，八尾建史，他．炎症性小腸疾患における小腸ダブルバルーン内視鏡検査—X線検査との比較．胃と腸　40: 1491-1502, 2005.

[16]Hirai F, Andoh A, Ueno F, et al. Efficacy of endoscopic balloon dilation for small bowel strictures in patients with Crohn's disease: a nationwide, multicentre, open-label, prospective cohort study. J Crohns Colitis　12: 394-401, 2018.

[17]山本博徳，矢野智則，荒木昭博，他．クローン病小腸狭窄に対する内視鏡的バルーン拡張術ガイドライン．Gastroenterol Endosc　63: 2253-2275, 2021.

[18]Feagan BG, Lémann M, Befrits R, et al. Recommendations for the treatment of Crohn's disease with tumor necrosis factor antagonists: an expert consensus report. Inflamm Bowel Dis　18: 152-160, 2012.

[19]Imaeda H, Bamba S, Takahashi K, et al. Relationship between serum infliximab trough levels and endoscopic activities in patients with Crohn's disease under scheduled maintenance treatment. J Gastroenterol　49: 674-682, 2014.

[20]別府孝浩，松井敏幸．クローン病小腸粘膜治癒と臨床寛解の意義．最新医　70: 261-267, 2015.

[21]Torres J, Bonovas S, Doherty G, et al. ECCO guidelines on therapeutics in Crohn's disease: medical treatment. J Crohns Colitis　14: 4-22, 2020.

Summary

Efficiency of X-ray Examination in the Evaluation of Small Intestinal Mucosal Healing in Crohn's Disease

Nobuaki Kuno[1], Koichi Abe,
Sadahiro Funakoshi, Hideki Ishibashi,
Fumihito Hirai

The diagnosis and evaluation of small intestinal lesions are crucial in the treatment of CD（Crohn's disease）. X-ray examination is a useful method for grasping the whole internal picture and observing local lesions as well as obtaining extratube information. Further, X-ray examination can utilize the advantages and compensate for the disadvantages of other diagnostic examinations.

[1]Department of Gastroenterology, Fukuoka University Hospital, Fukuoka, Japan.

对克罗恩病进行小肠黏膜愈合评估的意义
——从气囊内镜检查的角度

大塚 和朗 [1]

竹中 健人 [2]

齐藤 咏子

日比谷 秀尔 [1]

河本 亚美 [2]

森川 亮 [1]

藤井 俊光 [2]

清水 宽路

长堀 正和

冈本 隆一

摘要● 为了改善克罗恩病（CD）的预后，提出了内镜下愈合的治疗目标。其中，气囊内镜（BAE）可直接观察小肠病变，对预测预后也有用，但其具有侵袭性，与其他检查法的联合应用也很重要。过去对CD的内镜评估主要是结肠的评估，但近年来提出了克罗恩病的简化内镜下评分改良法（mSES-CD）用于小肠的评估。即使在临床血清学缓解病例中也有近一半的病例伴有小肠病变，已经判明这些病例是复发的高危人群。另外，即使不是黏膜完全愈合，只要没有纵行溃疡，就可以期待良好的预后。另外，与伴有溃疡的病例相比，由于对不伴有溃疡的狭窄施行内镜扩张术的预后更好，因此狭窄部的内镜下愈合可以作为治疗目标。

关键词 内镜下愈合 预后预测 克罗恩病的简化内镜下评分改良法（mSES-CD） 纵行溃疡 内镜下气囊扩张术（endoscopic balloon dilation）

[1] 東京医科歯科大学病院光学医療診療部 〒113-8519 東京都文京区湯島1丁目5-45 E-mail : kohtsuka.gast@tmd.ac.jp
[2] 東京医科歯科大学消化器内科

前言

人们提出将黏膜愈合作为炎症性肠病（inflammatory bowel disease，IBD）的治疗目标。通过内镜可详细地观察肠黏膜，可以说黏膜愈合与内镜下愈合是同一意思。进一步来说，在为改善IBD的长期预后而设定治疗目标，并为实现这一目标而进行治疗的达标治疗（Treat to Target）策略中，将内镜下愈合作为长期目标。

克罗恩病（Crohn's disease，CD）患者的整个消化道都可有病变，许多病例中伴有小肠病变。多数情况下，通过结肠镜一直观察到回肠末端可以确定诊断，但为了充分地掌握病情，深部小肠的评估也是必要的。虽然作为

CD评估中常用的方法有克罗恩病活动度指数法（Crohn's disease activity index，CDAI），但其主观性评估项目较多，与内镜下活动性之间的相关性并不一定很高。

虽然自觉症状的减轻很重要，但部分伴有严重狭窄和瘘口形成的小肠病变也基本无症状。因此，需要通过小肠镜检查和横断面上的影像学诊断进行客观的评估。但是，由于检查方法的局限性，很难说能够充分地评估这些指标。由于气囊内镜检查（balloon assisted enteroscopy，BAE）可以直接接近小肠病变，对活动性的评估很有用，因此下面对其进行介绍。

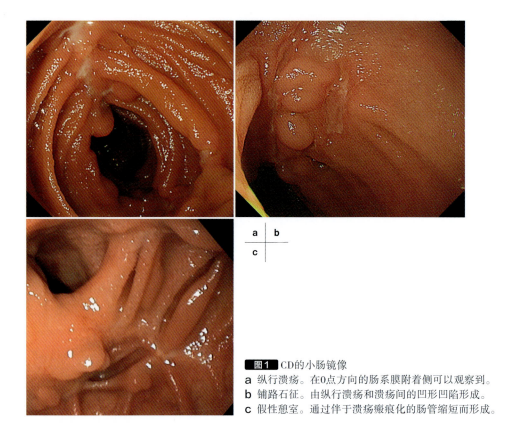

图1 CD的小肠镜像
a 纵行溃疡。在0点方向的肠系膜附着侧可以观察到。
b 铺路石征。由纵行溃疡和溃疡间的凹形凹陷形成。
c 假性憩室。通过伴于溃疡瘢痕化的肠管缩短而形成。

内镜技术

一般认为，BAE可作为随访监测定期施行，或者出现临床症状变化、血清学指标异常、横断面影像学诊断异常时可考虑施行的检查方法。但如下面所述，即使有小肠病变，未见临床症状和C-反应蛋白（C-reactive protein，CRP）升高的情况也有很多。近年来，被纳入保险范围的富亮氨酸 α_2 糖蛋白对小肠病变的灵敏度比CRP好，可作为参考。

BAE除白光观察外，还可联合应用图像增强观察，可对所关注的区域进行充分评估。可以观察到纵行溃疡和铺路石征，还有时能观察到溃疡愈合后的假性憩室形成（**图1**）。另外，一些CD患者常常因炎症导致的纤维化而肠管变硬，难以插入深部。另外，由于纵行溃疡的部位很脆弱，这种情况下，当对肠管的一部分施加较强的外力时，就有穿孔的风险，所以不要勉强，为了深部评估，可以选择水溶性造影或横断面影像学诊断等其他检查方法。此外，由于在内镜插入时要将送气量调到最小，所以很难充分地观察管腔，尤其是肠系膜附着侧的纵行溃疡很难辨识，这一点需要注意。

评分（scoring）

虽然也可以通过内镜表现是否改善来判断治疗的效果，但这样就很难进行病例间的比较研究。因此有必要进行评分，有报道提出了克罗恩病的内镜下严重程度指数法（CD endoscopic index of severity，CDEIS；**表1**）和克罗恩病的简化内镜下评分法（simple endoscopic score for CD，SES-CD；**表2**）。但是，这些方法都是为结肠镜检查而开发的，而对于小肠仅以回肠末端为对象。另外，还存在一个问题，就是有时要将CD的病像形成过程中反复的炎症和不断积累的肠损伤这两个方面进行计算评估。对

表1 克罗恩病的内镜下严重程度指数法（CDEIS）

分为直肠、乙状结肠及降结肠、横结肠、升结肠、回肠5个部位进行评估。

1	ISRCF（在各部位观察到的深层溃疡的比例）	$X1 \times 12 = Y1$
	$X1 =$（观察到深层溃疡的部位数）/（观察的部位数）	
2	ISRCF（在各部位观察到的深层溃疡的比例）	$X2 \times 6 = Y2$
	$X2 =$（观察到表层溃疡的部位数）/（观察的部位数）	
3	ASSD［各观察部位的病变（包括溃疡性病变）的扩展（cm）］	$X3 \times 1 = Y3$
	$X3 =$［各部位表面的病变（包括溃疡性病变）的扩展（cm）的和］/（观察的部位数）	
4	ASSU［各观察部位的溃疡性病变的扩展（cm）］	$X4 \times 1 = Y4$
	$X4 =$［各部位表面的溃疡性病变的扩展（cm）的和］/（观察的部位数）	
5	PRES（非溃疡性狭窄的有无）	$X5 \times 3 = Y5$
	$X5 =$观察部位的非溃疡性狭窄的有无	0=无，1=有
6	PRES（溃疡性狭窄的有无）	$X6 \times 3 = Y6$
	$X6 =$观察到溃疡性病变部位的溃疡性狭窄的有无	0=无，1=有

溃疡性病变=阿弗他性溃疡、表层溃疡、深层溃疡、溃疡性狭窄

总分（total score）$= \sum_{i=1}^{6} Y_i$

［Mary JY, et al. Development and validation of an endoscopic index ohf et severity for Crohn's disease：a prospective multicentre study.Groupe d' Etudes Thérapeutiques des Affections Inflammatoires du Tube Digestif（GETAID）. Gut 30：983–989, 1989］

表2 克罗恩病的简化内镜下评分法（SES-CD）

评估项目	0	1	2	3
溃疡的大小	无	阿弗他性溃疡（$\varphi\ 0.1 \sim 0.5$ cm）	溃疡（$\varphi\ 0.5 \sim 2$ cm）	大溃疡（$\varphi > 2$ cm）
溃疡面积	无	<10%	10% ~ 30%	>30%
病变面积	无	<50%	50% ~ 75%	>75%
狭窄的有无	无	1处，可通过	多发，可通过	不能通过

通过回肠、升结肠、横结肠、降结肠、直肠这5个部位进行评估后合计算出得分。

（Daperno M, et al. Development and validation of a new, simplified endoscopic activity score for Crohn's disease：theSES-CD. GastrointestEndosc 60：505–512, 2004）

表3 Rutgeerts评分

对于术后复发的内镜下评估	得分
在回肠末端未观察到病变部位	0
阿弗他性病变数小于5	1
阿弗他性病变数5以上（在病变和病变之间见有正常黏膜）跳跃性病变（skip lesion）或病变局限于回肠结肠吻合部（<1 cm）	2
伴有弥漫性炎症黏膜的弥漫性阿弗他性回肠炎	3
伴有大溃疡和结节，且/或伴有狭窄的弥漫性炎症	4

（Rutgeerts P, et al. Predictability of the postoperative course of Crohn'ds isease. Gastroenterology 99：956–963, 1990）

于炎症，主要进行以药物治疗为主的内科治疗，而对于狭窄等肠损伤则施行外科治疗和内镜下狭窄扩张术。这样一来，要用一个指标来评估治疗方针不同的病况是不合理的。此外，还有Rutgeerts 评分法（**表3**）。该方法分为5级，很容易理解，得分在2分以上即视为复发，但该方法原本是为了评估肠切除后的复发情况而开发的，在作为一般的评分法使用时需要注意。

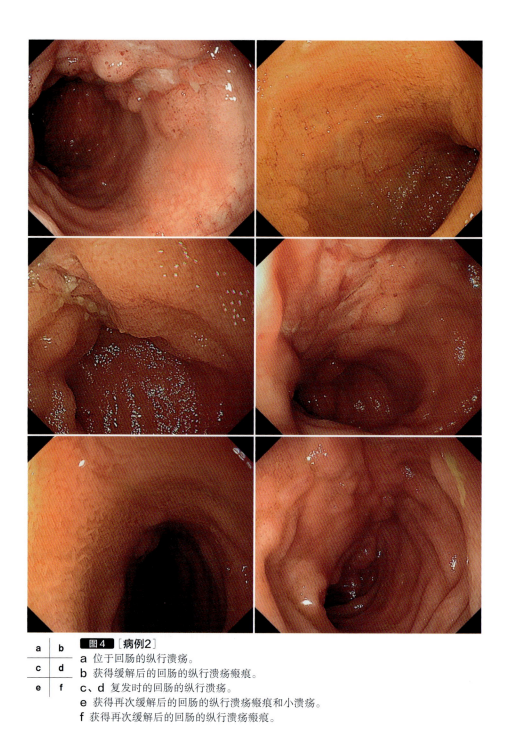

图4［病例2］

a 位于回肠的纵行溃疡。

b 获得缓解后的回肠的纵行溃疡瘢痕。

c、d 复发时的回肠的纵行溃疡。

e 获得再次缓解后的回肠的纵行溃疡瘢痕和小溃疡。

f 获得再次缓解后的回肠的纵行溃疡瘢痕。

以缓解（**图4b**），用内服硫唑嘌呤（50 mg/d）维持了缓解，但此后中断了门诊治疗。2 年后复发，在此时的小肠镜检查中，在回肠观察到广泛的纵行溃疡（**图4c、d**）和轻度的狭窄。给予乌司奴单抗（ustekinumab）治疗后，临床症状得到缓解，内镜下也得到缓解（**图4e、f**）。此后 1 年进行了随访，缓解得到了维持。这提示即使暂时获得了内镜下愈合，如果未能继续充分的缓解维持疗法的话，也有复发的可能性。

［**病例3，图5**］ 20 多岁，男性。

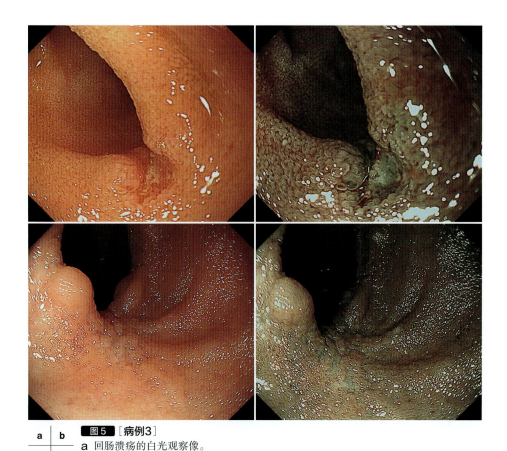

a	b
c	d

图5 [病例3]

a 回肠溃疡的白光观察像。
b 回肠溃疡的NBI像。
c 回肠溃疡瘢痕的白光观察像。
d 回肠溃疡瘢痕的NBI像。

因肛周脓肿而到附近的医院就诊，下消化道内镜检查中，从取材自回肠末端的糜烂标本中检出了类上皮细胞肉芽肿，被确诊为CD。有频繁的腹泻，通过内服美沙拉嗪症状未得到改善，被转诊到笔者科室就诊。经肛门BAE于回肠的中部～下部发现多发不规则形溃疡（**图5a、b**）。追加了硫唑嘌呤（50 mg/d）治疗，1年后再次检查时溃疡已经愈合。虽然见有肠黏膜绒毛的缺损，但在窄带成像（narrow band imaging，NBI）图像中，缺损部位观察到血管，认为是溃疡瘢痕（**图5c、d**）。当喷洒靛胭脂色素时，诱发了肠蠕动，导致观察困难。笔者认为，NBI对溃疡的评估是有用的。

[病例4，图6] 10多岁，男性。

在15岁时发病，经给予英夫利昔单抗

（infliximab）5 mg/kg和成分营养剂900 kcal（1 kcal ≈ 4.19 kJ）治疗后病情得以缓解。1年后复发，将英夫利昔单抗增加到10 mg/kg，病情得以缓解。随访了2年，虽然未见排便次数增加和体重减轻等临床复发的症状，但CRP为0.75 mg/mL，见有血清学上的复发，施行了BAE。在从回盲瓣到距之100 cm的回肠下段仅观察到纵行的溃疡瘢痕（**图6a、b**）；经肛门一直观察到幽门（**图6c**），包括结肠在内，内镜下未见活动性表现。在同日施行的磁共振肠造影术（magnetic resonance enterography，MRE）中，回肠下段见有肠壁增厚和造影效果，提示活动性病变（**图6d**）。继续接受治疗，在半年后CRP降为0.2 mg/mL。此后4年未见临床复发。本病例中，虽然内镜表现和横断面

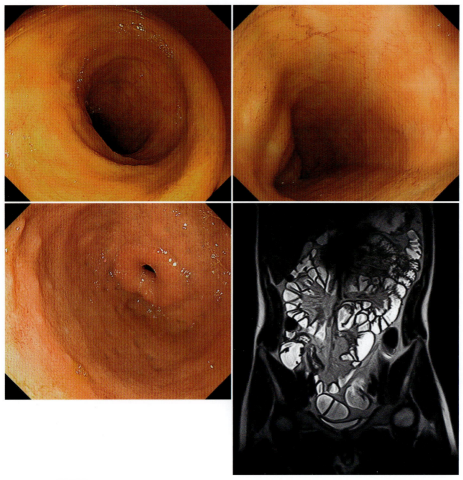

a	b
c	d

图6 ［病例4］
a 回肠末端的纵行溃疡瘢痕。
b 回肠下段的纵行溃疡瘢痕。
c 幽门。
d MRE像。可以观察到回肠下段的肠壁增厚。

影像学诊断之间有不一致，但由于 CD 是全层性炎症，因此即使在黏膜表层无炎症，也有在肠壁的深层存在有炎症的病例。另外，即使后来没有进行巩固治疗，也没有导致临床复发，因此笔者认为只要达到了内镜下愈合的治疗目标，就可以期待良好的预后。

结语

为了决定治疗方针，CD 活动性的评估是不可缺少的。虽然在组织侵袭性和病变部位到达性方面内镜还存在问题，但其最大的优点是可以直接接近病变。希望在谋求图像增强观察与其他检查方法之间联合的同时，继续进行灵活运用内镜的新评估方法的研究。

参考文献
[1]Turner D, Ricciuto A, Lewis A, et al. STRIDE-II: An update on the selecting therapeutic targets in inflammatory bowel disease（STRIDE）Initiative of the International Organization for the Study of IBD（IOIBD）: determining therapeutic goals for treat-to-target strategies in IBD. Gastroenterology 160: 1570-1583, 2021.
[2]Takenaka K, Ohtsuka K, Kitazume Y, et al. Comparison of magnetic resonance and balloon enteroscopic examination of the small intestine in patients with Crohn's disease.

Gastroenterology 147: 334–342, 2014.

[3]Takenaka K, Ohtsuka K, Kitazume Y, et al. Utility of magnetic resonance enterography for small bowel endoscopic healing in patients with Crohn's disease. Am J Gastroenterol 113: 283–294, 2018.

[4]Kawamoto A, Takenaka K, Hibiya S, et al. Serum leucine–rich α 2 glycoprotein: a novel biomarker for small bowel mucosal activity in Crohn's disease. Clin Gastroenterol Hepatol 2021 ［Epub ahead of print］.

[5]山本博徳，緒方晴彦，松本主之，他．小腸内視鏡診療ガイドライン．Gastroenterol Endosc 57: 2685–2720, 2015.

[6]Mary JY, Modigliani R. Development and validation of an endoscopic index of the severity for Crohn's disease: a prospective multicentre study. Groupe d'Etudes Thérapeutiques des Affections Inflammatoires du Tube Digestif（GETAID）. Gut 30: 983–989, 1989.

[7]Daperno M, D'Haens G, Van Assche G, et al. Development and validation of a new, simplified endoscopic activity score for Crohn's disease: the SES–CD. Gastrointest Endosc 60: 505–512, 2004.

[8]Rutgeerts P, Geboes K, Vantrappen G, et al. Predictability of the postoperative course of Crohn's disease. Gastroenterology 99: 956–963, 1990.

[9]Takenaka K, Ohtsuka K, Kitazume Y, et al. Correlation of the endoscopic and magnetic resonance scoring systems in the deep small intestine in Crohn's disease. Inflamm Bowel Dis 21: 1832–1838, 2015.

[10]Takenaka K, Fujii T, Suzuki K, et al. Small bowel healing detected by endoscopy in patients with Crohn's disease after treatment with antibodies against tumor necrosis factor. Clin Gastroenterol Hepatol 18: 1545–1552, 2020.

Summary

Significance of the Evaluation of Small Intestinal Mucosal Healing in Crohn's Disease: A Study from the Standpoint of Balloon Assisted Enteroscopy

Kazuo Ohtsuka[1], Kento Takenaka[2],
Eiko Saito, Shuji Hibiya[1],
Ami Kawamoto[2], Ryo Morikawa[1],
Toshimitsu Fujii[2], Hiromichi Shimizu,
Masakazu Nagahori, Ryuichi Okamoto

Endoscopic healing has been proposed to improve the prognosis of CD（Crohn's disease）. BAE（balloon assisted enteroscopy）can directly approach small intestinal lesions, and BAE is useful not only for the current evaluation processes but also for CD prognosis prediction ; however, this intervention is also invasive. When such intrusive procedures become difficult to conduct, selective imaging with a water–soluble contrast medium or other modalities can be employed instead. Moreover, previous studies have focused on the use of endoscopic evaluation for scoring CD prognosis and assessing colonic lesions, whereas mSES–CD has been proposed for small intestine examinations. We found that Less than half of the patients experiencing clinical and serological remission have significant small bowel lesions, which places them at a high–risk for relapse. Nevertheless, even if complete mucosal healing is unachieved, an advantageous prognosis can be expected in the absence of longitudinal ulcers. As a result, the healing of patients diagnosed with longitudinal ulcers is proposed to be a therapeutic target that prevents clinical relapse. Additionally, the prognosis of endoscopic balloon dilation for stenosis without ulceration is better than that of stenosis with ulceration. Hence, endoscopic healing of stenosis is a therapeutic target.

[1]Endoscopy, Tokyo Medical and Dental University Hospital, Tokyo.
[2]Department of Gastroenterology and Hepatology, Tokyo Medical and Dental University, Tokyo.

对克罗恩病进行小肠黏膜愈合评估的意义
——从小肠胶囊内镜检查的角度

中村 正直[1]

山村 健史

前田 启子[2]

泽田 纲骑

石川 惠里[1]

角屿 直美

古川 和宏

饭田 忠

水谷 泰之

石川 卓哉

大野 荣三郎

川屿 启挥[2]

藤城 光弘[3]

摘要● 在各诊疗指南中都显示小肠胶囊内镜（CE）对于克罗恩病（CD）患者小肠病变评估的有用性。CE的施行被限定于具有消化道通畅性的CD患者，而由于这类患者的病变活动性相对稳定，肠损伤的预后良好，所以在适当的时机判断治疗效果，进行治疗内容调整的意义也是非常大的。虽然CD的治疗目标是黏膜愈合，但有时很难使黏膜完全愈合，因此辨识能够避免临床复发的黏膜状态非常重要。可通过CE读片软件内的Lewis评分（Lewis score，LS）系统进行CE的严重程度评估，有报道称，如果LS在264以下，就很有可能避免此后的临床复发。

关键词　胶囊内镜　克罗恩病　消化道通畅性　小肠　黏膜愈合

[1] 名古屋大学医学部附属病院消化器内科　〒466-8560 名古屋市昭和区鹤舞町65　E-mail：makamura@med.nagoya-u.ac.jp
[2] 同　光学医疗诊疗部
[3] 東京大学医学部附属病院消化器内科

前言

根据炎症性肠病的选择性治疗目标Ⅱ（selecting therapeutic targets in inflammatory bowel disease Ⅱ，STRIDE Ⅱ）共识会议，对于克罗恩病（Crohn's disease，CD）患者的治疗目标是谋求短期的临床缓解，但之后的更重要的中长期目标是达成黏膜愈合（mucosal healing，MH）和肠壁全层的愈合。另外，对于能够引起包括小肠在内的全消化道病变的CD来说，很难反复进行消化道黏膜的活动性评估，目前还没有明确的 MH 定义。以往是采用用于结肠镜检查的内镜下严重程度评估法。据报道，约80%的 CD 患者有小肠病变，在 1/3 的病例中仅小肠有炎症，空肠病变与预后不良有

关，因此不能说该结果完全反映了 CD 患者的病情。有报道显示，利用小肠胶囊内镜（capsule endoscopy，CE）可低侵袭且简便地一次性对全小肠进行反复的观察，在对 CD 的消化道活动性评估中也有用。本文对 CE 在作为治疗目标的指标——黏膜愈合评估中所起的作用进行了总结。

通过小肠胶囊内镜（CE）进行克罗恩病（CD）的病变评估检查

虽然在各指南中都指出了通过 CE 进行 CD 评估的有效性，但需要在施行过程中避免偶发性的 CE 滞留现象。由于 CD 在病程中可存在短期内肠狭窄的状态发生变化，因此事先施行先导胶囊（PillCam®Patency Capsule，PPC；Given

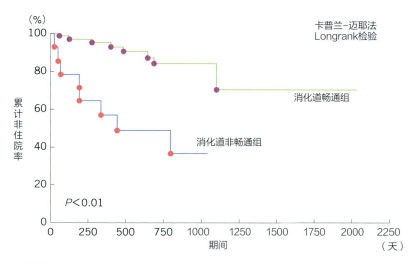

图1 从消化道畅通性来看的累计非住院率。将PPC按时通过消化道的组设为消化道畅通组

（转载自 "Yoshimura T, et al. Clinical significance of gastrointestinal patency evaulation by using patency capsule inCrohn's disease. Nagoya J Med Sci 80: 121–128, 2018"，有改变）

Imaging 公司生产）检查，在判断消化道通畅性的基础上再施行 CE 的话，就可以安全地进行检查。因为有报道称，在 CD 患者中，CE 滞留的风险为 2% ~ 13%，因此开发了 PPC 的使用。虽然对已知的 CD 患者推荐使用 PPC，但在国外的指南中，对疑似 CD 的病例，PPC 并不是必需的。此外，Nemeth 等介绍，根据对选择性 PPC 使用组（仅限于有肠梗阻症状、有肠梗阻或腹部手术病史的患者，或根据主治医生的要求，$n = 180$）和全部病例 PPC 使用组（$n = 162$）的比较研究，CE 滞留率分别为 1.1%（2/180）和 1.2%（2/162），组间无显著性差异。他们表示，对于有梗阻症状或腹部手术病史，CE 滞留风险较高的 CD 患者，有必要使用 PPC。另外，也有意见认为，对除了这种情况以外的 CD 患者也可以直接使用 CE。总结迄今为止的报道，关于在通过 CE 对 CD 患者进行详细检查之前 PPC 是否必需这一问题尚未达成共识，但笔者认为，除了例外情况，通过尽可能地进行 PPC 检查可以安全地施行 CE。根据施行 PPC 检查的结果，可以判明消化道是否畅通。

笔者等的研究显示，因 CD 病变所导致的消化道畅通性的好坏，之后的肠预后有所不同（**图1**）。也就是说，在消化道非畅通组被怀疑有较严重的或较长的小肠狭窄，之后的肠切除率增高。报道称，虽然在此时不能施行 CE，但建议通过其他方法对狭窄进行详细检查和加以治疗。另外，在消化道畅通组的情况下，在随访观察期为 1000 天时的累计非住院率为 80% 以上。在通过 PPC 确认消化道畅通后，应该在消化道的状态发生变化之前尽早预定施行 CE。

小肠胶囊内镜（CE）表现和内镜下评分

作为在 CD 患者内镜检查中的常见表现，可列举出有铺路石征、纵行溃疡、不规则形的糜烂和溃疡。为了客观评估通过 CE 进行的包括 CD 表现在内的范围诊断，可以使用两种评分系统，最常用的是 Lewis 评分（Lewis score，LS）。由于是作为 PillCam™ SB3 胶囊内镜系统（Medtronic 公司生产）的 CE 读片软件的功能，作为评分系统使用很方便。将胶囊内镜通过小肠的时间分成 3 等份，在分别评估水肿、溃疡和狭窄程度的基础上，根据水肿和溃疡的得分之和，得分最高的部位和整体上的狭窄得分之和为 LS。该方法本来不是作为特定于 CD 的评分法被提出的，是一种简单地评估小肠炎症性疾病表现的方法，散见有显示比 CD 的活动性和预后的临床症状评分更好的报道。对小肠狭窄赋分的权重被增大，在有小肠狭窄的病例中，赋分有显著增加的趋势。据报道，从 LS 和临床诊疗的关系来看，LS > 790 的 CD 患者高概率需要接受类固醇治疗或住院。LS < 135 时评估为正常，135 ~ 790 时评估为轻度活动性，> 790 时评估为中度 ~ 重度活动性，但迄今为止几乎没有关于通过 LS 评估黏膜愈合的定义及作为巩固治疗指标的临界值（cutoff value）的报道。笔者医院以前曾报道 LS > 264 是可以预测 CD 相关急诊住院的临界值的。该研究是仅以 CE 施行后未进行治疗变更的 CD 患者为对象的回顾性研究，认为有必要对临界值的合理性进行前瞻性验证。多数情况下，当小肠病变所引起的症状表现不是恶化的状态时无法指出。虽然处于缓解状态，但在现有小肠病变的情况下进行了治疗干预，此后半年取得了良好的治疗效果。

Ben-Horin 等报道，LS 以 350 为界时 CD 的复发率不同，当 LS 变得比基线高出 383 以上时，估计在 6 个月内会发生恶化。胶囊内镜下 CD 活动度指数（capsule endoscopy Crohn's disease activity index，CECDAI）是用于对 CD 进行活动性评估的评分法。将胶囊内镜的小肠通过时间等分为前半段和后半段，将各个部位的炎症程度、病变范围和狭窄分别赋分，其和即为得分。这些方法除了可以用于病变的存在诊断外，还可以用于病变的范围诊断和责任病变的确认。Miyazu 等报道，CECDAI 可以作为早期治疗干预的指标。虽然有比较 LS 和 CECDAI 的研究，但关于赋分的解释和对临床的反映，目前尚无统一的意见。

研究

1. 目的和对象

作为一个临床上存在的问题是，目前还不

表1　临床背景（$n = 60$）

性别	
男性	45（75.0%）
女性	15（25.0%）
中位年龄（范围）	37.5（15 ~ 85）岁
中位患病时间（范围）	14（0 ~ 59）年
病型	
回肠炎型（ileitis type）	22（36.7%）
回肠结肠炎型（ileocolonic type）	38（63.3%）
既往手术史	
无	24（40.0%）
>1	36（60.0%）
中位BMI（范围）	19.6（12.9 ~ 27.1）
CDAI平均值 ± SD	112.9 ± 76.8
血清白蛋白平均值 ± SD	4.0 ± 0.67 g/dL
血清CRP平均值 ± SD	0.52 ± 1.26 mg/dL
治疗	
美沙拉嗪	55（91.7%）
成分营养剂	37（61.7%）
免疫调节药	11（18.3%）
抗TNF-α抗体药	38（63.3%）
LS平均值 ± SD	433 ± 103
PNI平均值 ± SD	47.3 ± 1.1

（转载自 "Nishikawa T, et al. Lewis score on capsule endoscopy can predict the prognosis in patients with small bowel lesions ofCrohn's disease. J GastroenterolHapatol 36：1851-1858, 2021"，有改变）

知道为了达到作为 CD 治疗目标的 MH，是否需要一直治疗到使整个小肠的糜烂和溃疡消失为止。另外，CE 的得分应该怎样被反映到临床上尚不清楚。此次，为了探讨 CD 相关急诊住院和包括 LS 在内的预后因素之间的相关性，开展了对已确定的风险因素合理性的研究。首先，以 2010—2017 年在笔者医院施行了 CE 的 102 例 CD 患者为对象，回顾性分析了性别、年龄、患病时间、病型、肠道切除史、生物制剂使用史、身体质量指数（body mass index，BMI）、临床疾病活动指数（clinical disease activity index，CDAI）、血清 C- 反应蛋白（C-reactive protein，CRP）值、预后营养指数（prognostic nutritional index，PNI）、LS 与 CD 相关紧急住院之间的关系。在单变量分析中，CDAI > 150、血清 CRP > 0.3 g/dL、PNI <

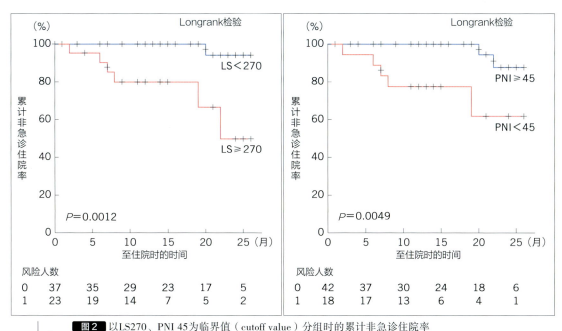

图2 以LS270、PNI 45为临界值（cutoff value）分组时的累计非急诊住院率
（转载自 "Nishikawa T, et al. Lewis score on capsule endoscopy can predict the progonsis in patients with small bowellesions of Crohn's disease. J GastroenterolHepatol 36: 1851–1858, 2021"，有改变）

45、LS ≥ 270是有显著性意义的因素；在多变量分析中，PNI < 45〔危害比（hazard ratio，HR）3.01，*P* = 0.027〕和LS ≥ 270（HR 9.48，*P* = 0.001）是CD相关紧急住院的独立预测因素。

2. 结果

此后以60例CD患者为对象的前瞻性研究的临床背景如**表1**所示。在施行CE后的随访研究中，对LS ≥ 270的CD患者中的54.5%（12/22）进行了巩固治疗，其中25.0%（3/12）引起了症状复发，8.3%需要急诊住院。另外，在继续治疗的LS ≥ 270的CD患者中，有90.0%（9/10）的患者症状复发，50.0%（5/10）的患者需要急诊住院。在以LS 270、PNI 45为临界值的生存分析中，与回顾性研究一样，LS ≥ 270、PNI < 45的组与LS < 270、PNI ≥ 45的组相比，发现累计非急诊住院率均显著降低（**图2**）；并且即使LS ≥ 270，在施行CE后通过进行治疗干预，复发风险显著降低，住院风险也有降低的趋势（**图3**）。本研

究显示，LS ≥ 270和PNI < 45是有用的CD相关急诊住院和症状复发的预测因素，LS ≥ 270可能是考虑治疗干预的临界值。

病例

20多岁，男性。

以腹痛、软便为主诉，在进行详细检查时被诊断为小肠型CD。以每日服用3000 mg美沙拉嗪、2包成分营养剂继续治疗，但下腹部仍有不适感。施行CE时发现在回肠有多处小溃疡，部分见有铺路石征和水肿，LS为768（**图4**）。为了达到缓解而给予了阿达木单抗，在4周后就诊时已经达到缓解。6个月后为了判定治疗效果而再次施行CE时，观察到溃疡缩小和水肿消失，LS为228（**图5**）。虽然以黏膜愈合为目标时的LS为135，但继续进行同样的治疗后，4年内未见临床复发。

讨论

关于CD的治疗没有金标准，初期治疗是

表1 用于不同目的MRE摄像方法

目的	特定的序列（sequence）
病变部位诊断、肠壁厚度、溃疡的有无	T2加权像［单激发快速自旋回波序列（single-shot fast spin echo sequence）］
肠系膜的血管	平衡稳态自由进动序列（balanced steady state free precession）
肠壁厚度、肠系膜的水肿	脂肪抑制联合T2加权像（single-shot fast spin echo sequence）
病理性水肿	扩散加权像
黏膜及肠壁的造影效果增强	经静脉钆造影联合脂肪抑制的三维T1加权像
肠壁外的异常（导管、瘘孔、腹水）	T2加权像（单激发快速自旋回波序列/single-shot fast spin echo sequence）平衡稳态自由进动序列（balanced steady state free precession）
肠的活动、狭窄	磁共振电影成像（cine MRI）
肛门病变	盆腔MRI

MRE的摄像法

详细内容请参见成书，下面简单地列举摄像法和特征（**表1**）。

①T2加权像［单激发快速自旋回波序列（single-shot fast spin echo sequence, singleshot FSE）；**图1a**］。

该方法是自旋回波法的一种，由于通过服用的前处置药物使成为高信号的内腔和肠壁的对比度增高，因此能够准确地评估壁厚，可清晰地扫查出溃疡、导管、瘘孔和腹水。相反，由于肠系膜血管和淋巴结不容易看到，因此通过脂肪抑制图像进行评估。

②平衡稳态自由进动序列（balanced steady state free precession, BSSFP；**图1b**）。

该方法是梯度回波法的一种，可以将血管和肠腔的液体均一地作为高信号捕捉到。由于在皮下和腹腔内脂肪组织与肌肉和脏器之间的交界处会产生镶边的低信号——黑边伪影（black boundary artifact, 又称第2化学位移伪影），所以不适合用于壁厚的测定。通过以每秒1张以下的间隔连续拍摄单个断面，还可对蠕动运动等功能进行评估［磁共振电影成像（cine MRI）］。

③联合脂肪抑制的三维T1加权像［三维脂肪饱和T1加权破坏GRE序列（threedimensional fat-saturated T1-weighted spoiled GRE sequence）；**图1c**］。

该方法为梯度回波法的一种，与二维图像相比，三维图像只需一次屏气就能拍摄很大的范围。通过与经静脉钆（gadolinium）造影剂的联用，可更清晰地扫查出肠壁，对活动性炎症的评估也很有用。

④扩散加权像（**图1d**）。

虽然由于肠管的炎症病变而成为高信号，但由于特异性低，可以作为补充使用。

⑤盆腔MRI（**图1e、f**）。

可检出无症状的肛门病变，T2加权像易于检出痔和炎症性变化。另外，通过使用造影剂可以清晰地扫查出病变的范围。

通过MRE评估炎症时的指标和全层性愈合的定义

作为通过MRE评估CD的活动性乃至判定治疗效果时的核心指标，代表性的有肠壁增厚、水肿、溃疡、造影效果增强、梳样征（comb sign）、淋巴结肿大、肠外并发症等，一般将无这些阳性表现的情况定义为全层性炎症的消失，即全层性愈合。此外，还有将脓肿、瘘口、肠蠕动、造影模式、扩散加权像的高信号用于定义的评分法。这其中，因为将壁厚、壁的造影效果、壁的水肿和溃疡按消化道的不同部位赋分的磁共振活动指数（magnetic resonance index of activity, MaRIA）和Clermont评分法能够较好地预测内镜下严重程度，一般被广泛采用。也有报道将全部各肠段的MaRIA< 7, Clermont得分 < 8.4定义为全层性愈合。在该报道中还提到，通过系统性分析，不仅是MRE，在包括肠回声和CT肠造影术（CT enterography）等在内的许多研究中共同被使用的指标有肠壁增厚，建议将无肠壁增厚（≤ 3 mm）定义为全层

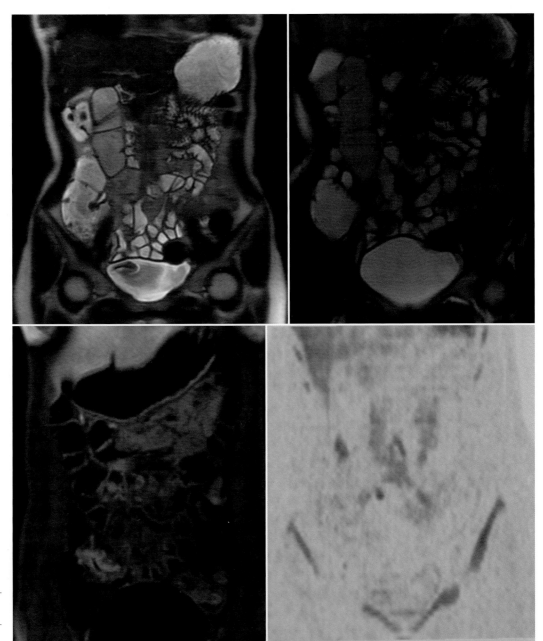

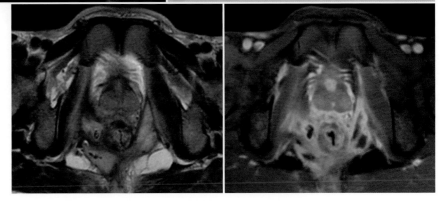

a	b
c	d
e	f

图1 代表性的摄像方法

a T2加权像（single-shot FSE）。

b 平衡稳态自由进动序列（BSSFP）。

c 联合脂肪抑制的三维T1加权像。

d 扩散加权像。

e、f 盆腔MRI。e：T2加权像；f：脂肪抑制T1WI。

性愈合，作为新的治疗目标。

内镜和MRE的诊断能力比较

通过 MRE 进行内镜下炎症的检出精度比较高。其中，MaRIA 得分与克罗恩病的内镜下严重程度指数（Crohn's disease endoscopic index of severity，CDEIS）有非常好的各段的相关关系（$R = 0.83$，$P < 0.001$），由于对活动性疾病的检出显示出非常高的灵敏度和特异性（100%和 83%），因此被广泛使用。

在 Takenaka 等进行的前瞻性研究中，即使是限定于小肠病变也是如此。以 125 例 CD 患者为对象，将通过克罗恩病的简化内镜下评分（simple endoscopic score for Crohn's disease，SES-CD）和 MaRIA 的评估适用于深部小肠，小肠的 MaRIA 总得分与 SES-CD 总得分之间高度相关（$R = 0.808$，$P < 0.001$）。MaRIA> 7 对于小肠镜下的活动性病变（SES-CD > 1）显示出了较高的灵敏度、特异性和诊断精度（灵敏度为 87%，特异性为 86%）。

为了算出 MaRIA 的得分需要进行钆造影，而近年来还报道了不需要造影的简化的 MaRIA 的有效性，根据 CDEIS 进行内镜下严重程度的预测能力也较高，与治疗前后的内镜下变化也有中度的相关性（$R = 0.73$，$P < 0.001$）。

内镜和MRE的预后预测能力的比较

如前所述，当综合来看时，虽然内镜表现和 MRE 表现是相关的，但在预后的预测方面，很少有人报道能够诊断全层性炎症的 MRE 的有效性。近年来，在报道的系统性综述中，虽然有很多关于全层性愈合与内镜下黏膜愈合相关的报道，但也有不显示明显相关的报道，并不是一定的（$\kappa = 0.45 \sim 0.63$，$P < 0.001$）。根据 CD 的全层性炎症的特征，通过 MRE 可以评估肠壁外的脓肿等在内镜下无法观察到的炎症。另外，在有狭窄的情况下，不能对狭窄的口侧进行评估也是内镜的缺点。即使是对于通过内镜检查难以检出的瘘口和脓肿，报道说通过 MRE 检出内瘘的灵敏度为 83.3% ~ 84.4%，特异性为 100%；检出脓肿的灵敏度为 90% 以上，特异性为 95% 以上，可以高精度地进行诊断。

在仅以深部小肠为对象的日本国内的研究中，尽管 MRE 与内镜下评估相比有可能灵敏度较差，但 MRE 的施行与临床复发、生物标志物的复发、住院及术后的良好预后相关，提示通过 MRE 评估的全层性愈合对预后有重要的影响。

在 Fernandes 等进行的一项观察研究中，以在 6 个月以内的间隔施行了 MRE 和内镜检查的 214 例 CD 患者为对象，随访 1 年，将满足内镜下有溃疡或 Rutgeerts 评分 ≥ i2、MRE 中肠壁厚度超过 3 mm 或造影效果增强或有肠并发症这一条件的病例定义为活动性病例。结果表明，在 MRE 和内镜下均无活动性的病例与仅满足内镜下缓解的病例相比，在 12 个月时间点的巩固治疗、12 个月以内的住院或接受 CD 相关手术的病例更多。

另外，Lafeuille 等报道，对同时期施行 MRE 和内镜检查的 154 例患者，比较了内镜下黏膜愈合（无溃疡和阿弗他）和 MRE 的全层性愈合（既无炎症也无并发症），或者满足这两种情况的肠愈合（intestinal healing）组，结果肠愈合组的肠损伤进展较小。Sagami 等也报道，在 60 例 CD 患者中，各段 MaRIA 的总和 < 50 是与黏膜愈合（SES-CD < 5）相同的预后预测因素，当将两者组合在一起时，与黏膜愈合相比，关于治疗变更的必要性的预后良好。

基于这些报道，在最近的综述中也提到，因为在 30% ~ 100% 的全层性愈合病例中也见有黏膜愈合，在考虑预后的情况下，与内镜下黏膜愈合相比，由于全层性愈合与无类固醇治疗缓解、1 年后的临床缓解、住院、手术、治疗巩固方面的相关性更高，应该把全层性愈合作为治疗目标。

通过治疗干预实现全层性愈合

为了将全层性愈合作为治疗目标，需要评估

是否可以通过治疗干预实际上实现全层性愈合。

Van Assche 等报道，以 18 例 CD 患者为对象进行了抗 TNF-α 抗体药物治疗，26 周后 13%（2/15 例）达到通过 MRE 检查的缓解。近年来，在评估 MaRIA 和 Clermont 评分的研究中，除了溃疡的愈合、水肿、肠壁增厚的降低、梳样征（comb sign）外，甚至连并发症在治疗的最初 12 周内都得到改善，并且 MaRIA 得分一直稍微持续改善到 52 周；但是，肠系膜脂肪组织的增生没有随着时间的增加而得到改善。Rimola 等表示，在抗 TNF-α 抗体药物治疗前的 MRE 中无肠系膜脂肪组织的增生是效果良好的预测因素。据报道，在以 48 例 CD 患者为对象的、旨在分析治疗前后 MaRIA 的改善的前瞻性研究中，MaRIA 的变化和通过 CDEIS 评估的内镜下变化之间有中等程度的相关性（$R = 0.51$，$P < 0.001$），通过治疗 MaRIA 得到改善。同样，根据维得利珠单抗（vedolizumab）多中心合作Ⅲb期试验——VERSIFY 试验的研究结果，以 MaRIA< 7 所定义的全层性愈合在 26 周后为 22%（7/32），52 周后达到 38%（8/21），与内镜下评分的 SES-CD 均为 $R = 0.74$，显示出良好的相关性。

这样就清楚了，MRE 的表现可以通过治疗干预得到改善，认为其可以像内镜下黏膜愈合一样成为治疗目标。

病例

[病例 1] 在 MRE 和内镜检查中均见有活动性炎症的病例。60 多岁，男性，小肠大肠型 CD。

无症状，为临床缓解。影像学检查时的血沉 51 mm/hr，CRP 0.90 mg/L，LRG 24.8 μg/mL，见有轻度的炎症反应。MRE 中在回肠末端见有肠壁增厚和溃疡（图 2a），与肠壁增厚部一致，在扩散加权像中见有高信号和造影效果（图 2b、c）。在下消化道内镜检查中见有水肿状黏膜和纵行溃疡（图 2d、e）。在肠超声检查中，在回肠末端见有保持层结构的肠壁增厚（3.8 mm）（图 2f）。

[病例 2] 通过 MRE 诊断了狭窄的病例。40 多岁，女性，右半结肠切除后的小肠大肠型 CD。

与影像学检查同时进行的血液生化检查的结果是，CRP 0.17 mg/L，LRG 22.7 μg/mL，见有轻度的炎症反应。通过 MRE 和肠超声检查，在回肠横结肠吻合部附近见有 3 cm 长的狭窄，见有口侧肠腔的扩张，但无造影效果，认为炎症是非活动性的（图 3a ~ c）。在内镜检查中见有针孔状的狭窄，但由于仍未发现明显的溃疡性病变，参考 MRE 的狭窄部及口侧的信息施行了内镜下气囊扩张术（最终扩张径 12 mm），内镜可以通过（图 3d、e）。

[病例 3] 通过 MRE 诊断出在内镜检查中无法检出的回肠 ~ 回肠瘘的病例。40 多岁，女性，小肠型 CD。

23 岁时发生肛门周围脓肿、回肠狭窄，施行了回肠部分切除术，之后虽然也采用成分营养疗法和柳氮磺吡啶进行治疗，但在 25 岁时再次发生狭窄，施行了回盲部切除术。此后，采用巯基嘌呤、美沙拉嗪、成分营养疗法进行治疗，在施行影像学检查时为临床缓解，CRP 为 0.1 mg/L。因为通过 MRE 在回盲部切除后吻合部的附近扫查出伴有造影效果增强的复数的肠管密集聚拢的复杂网络——星座征（star sign），因此怀疑为内瘘，回肠的节段性（segmental）MaRIA 为 29，见有重度的炎症（图 4a、b）。但是，在内镜表现中无狭窄，仅在回肠末端见有发红的水肿状黏膜，为轻微的炎症表现（图 4c）。在日后施行的小肠透视中见有回肠 ~ 回肠瘘（图 4d）。当有这样的瘘口时，即使在内镜表现中是比较轻的表现，在 MRE 中也呈重症表现。

[病例 4] 在内镜检查和 MRE 中见有活动性表现不一致的病例。30 多岁，男性，小肠大肠型 CD。

24 岁时患右下腹部的回肠皮肤瘘，开始用巯基嘌呤治疗后瘘口关闭。影像学检查时为临

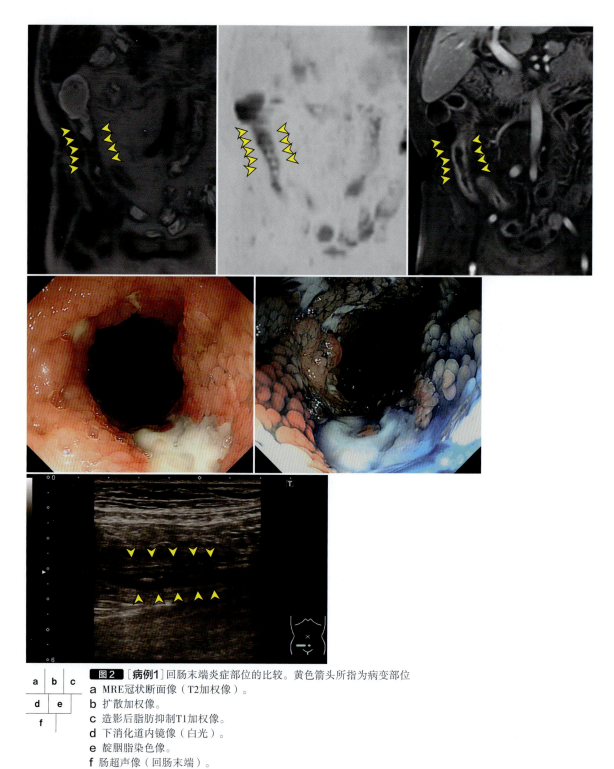

a	b	c
d	e	
f		

图2 ［**病例1**］回肠末端炎症部位的比较。黄色箭头所指为病变部位

a MRE冠状断面像（T2加权像）。

b 扩散加权像。

c 造影后脂肪抑制T1加权像。

d 下消化道内镜像（白光）。

e 靛胭脂染色像。

f 肠超声像（回肠末端）。

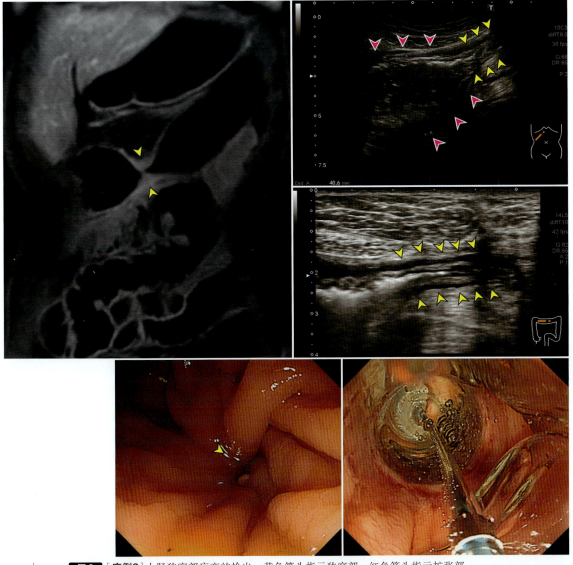

图3 ［病例2］大肠狭窄部病变的检出。黄色箭头指示狭窄部，红色箭头指示扩张部

a	b
	c
d	e

a MRE冠状断面像（T1加权像）。
b、c 肠超声像。口侧扩张和狭窄部。
d 下消化道内镜像。
e 内镜下气囊扩张术。

床缓解，CRP 为 0.1 mg/L。通过 MRE 在盲肠见有伴造影效果的肠壁增厚，该部位在扩散加权像中为高信号（**图5a～c**）。右侧结肠的 MaRIA 为 33，有严重的炎症。在内镜表现中，尽管在盲肠有隆起性病变，但未发现溃疡性病变（右侧结肠的 SES-CD 为 0）（**图5d**）。

结语

与进入 21 世纪以来对内镜下黏膜愈合的讨论以及专业术语的进化一样，可以说通过 MRE 评估的全层性愈合是一个雄心勃勃的目标。没有明确的全层性愈合的定义，这大概是今后必须解决的问题。此外，我们也不能忘记，目前

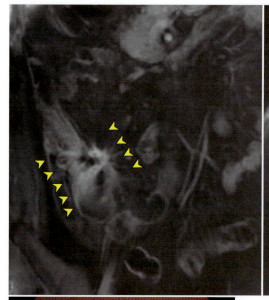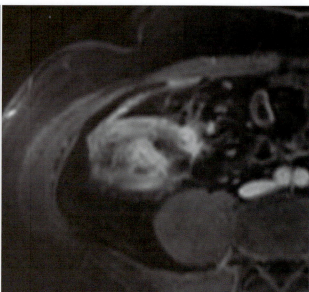

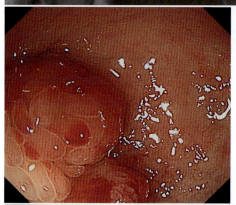

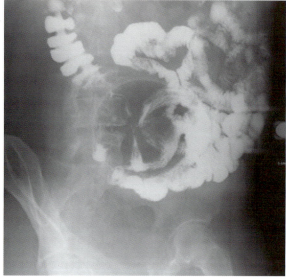

a	b
c	
d	

图4 ［病例3］内瘘的各种影像学表现。黄色箭头指示狭窄部位

a 造影后MRE冠状断面像。

b 冠状断面像。

c 下消化道内镜像。

d 小肠X线造影像（施加压迫下）。

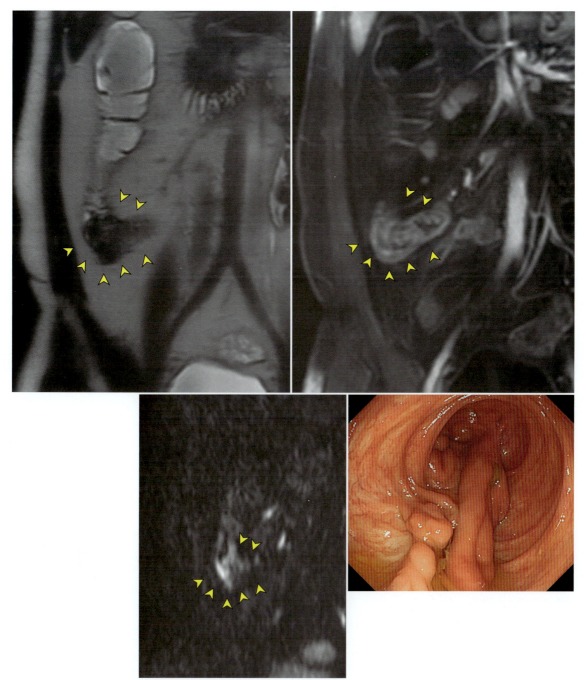

图5 ［病例4］在MRE、内镜检查中回盲部的表现显示不一致的各图像。黄色箭头指示病变部位

a	b
c	d

a MRE冠状断面像（T2加权像）。
b 造影后的脂肪抑制T1加权像。
c 扩散加权像。
d 结肠镜像。

的治疗方法和策略的绝大部分可能对 CD 患者不足以实现全层性愈合。如果全层性愈合仅是部分患者开始治疗后经过长时间才能实现的目标的话，将其作为短期治疗目标适用于大部分患者或许并不合适。另外，尽管 MRE 能够主要作为全层性炎症的评估手段被使用了，但仍存在向可能实施的医疗机构的引入（access）、医疗费用、前处置和前给药的必要性等方面的限制，也有作为频繁且短期的监测工具的局限性。相比之下，具有不需要前处置、不需要耗费时间和成本、可以与患者直接对话而使顺应性提高等优点的肠超声检查，作为评估全层性炎症的另一种选择被人们所期待，但其普及程度还不尽如人意，同时也有待于今后的研究。

参考文献

[1]Church PC, Turner D, Feldman BM, et al. Systematic review with meta-analysis: magnetic resonance enterography signs for the detection of inflammation and intestinal damage in Crohn's disease. Aliment Pharmacol Ther 41: 153–166, 2015.

[2]Geyl S, Guillo L, Laurent V, et al. Transmural healing as a therapeutic goal in Crohn's disease: a systematic review. Lancet Gastroenterol Hepatol 6: 659–667, 2021.

[3]Rimola J, Ordás I, Rodriguez S, et al. Magnetic resonance imaging for evaluation of Crohn's disease: validation of parameters of severity and quantitative index of activity. Inflamm Bowel Dis 17: 1759–1768, 2011.

[4]Takenaka K, Ohtsuka K, Kitazume Y, et al. Correlation of the endoscopic and magnetic resonance scoring systems in the deep small intestine in Crohn's disease. Inflamm Bowel Dis 21: 1832–1838, 2015.

[5]Capozzi N, Ordás I, Fernandez-Clotet A, et al. Validation of the simplified magnetic resonance index of activity (sMARIA) without gadolinium-enhanced sequences for Crohn's disease. J Crohns Colitis 14: 1074–1081, 2020.

[6]Schmidt S, Chevallier P, Bessoud B, et al. Diagnostic performance of MRI for detection of intestinal fistulas in patients with complicated inflammatory bowel conditions. Eur Radiol 17: 2957–2963, 2007.

[7]Takenaka K, Ohtsuka K, Kitazume Y, et al. Utility of magnetic resonance enterography for small bowel endoscopic healing in patients with Crohn's disease. Am J Gastroenterol 113: 283–294, 2018.

[8]Takenaka K, Ohtsuka K, Kitazume Y, et al. Comparison of magnetic resonance and balloon enteroscopic examination of the small intestine in patients with Crohn's disease. Gastroenterology 147: 334–342, 2014.

[9]Fernandes SR, Rodrigues RV, Bernardo S, et al. Transmural healing is associated with improved long-term outcomes of patients with Crohn's disease. Inflamm Bowel Dis 23: 1403–1409, 2017.

[10]Lafeuille P, Hordonneau C, Vignette J, et al. Transmural healing and MRI healing are associated with lower risk of bowel damage

[11]Sagami S, Kobayashi T, Kikkawa N, et al. Combination of colonoscopy and magnetic resonance enterography is more useful for clinical decision making than colonoscopy alone in patients with complicated Crohn's disease. PLoS One 14: e0212404, 2019.

[12]Wilkens R, Novak KL, Maaser C, et al. Relevance of monitoring transmural disease activity in patients with Crohn's disease: current status and future perspectives. Therap Adv Gastroenterol 14: 17562848211006672, 2021.

[13]Van Assche G, Herrmann KA, Louis E, et al. Effects of infliximab therapy on transmural lesions as assessed by magnetic resonance enteroclysis in patients with ileal Crohn's disease. J Crohns Colitis 7: 950–957, 2013.

[14]Buisson A, Hordonneau C, Goutorbe F, et al. Bowel wall healing assessed using magnetic resonance imaging predicts sustained clinical remission and decreased risk of surgery in Crohn's disease. J Gastroenterol 54: 312–320, 2019.

[15]Rimola J, Fernández-Clotet A, Capozzi N, et al. Pre-treatment magnetic resonance enterography findings predict the response to TNF-alpha inhibitors in Crohn's disease. Aliment Pharmacol Ther 52: 1563–1573, 2020.

[16]Ordás I, Rimola J, Rodríguez S, et al. Accuracy of magnetic resonance enterography in assessing response to therapy and mucosal healing in patients with Crohn's disease. Gastroenterology 146: 374–382, 2014.

[17]Danese S, Sandborn WJ, Colombel JF, et al. Endoscopic, radiologic, and histologic healing with vedolizumab in patients with active Crohn's disease. Gastroenterology 157: 1007–1018, 2019.

Summary

Significance of Evaluating Small Intestinal Transmural Inflammation in Crohn's Disease: From the Standpoint of Magnetic Resonance Enterography

Shintaro Sagami[1, 2], Satoshi Suzuki[3],
Taku Kobayashi[1, 2]

CD (Crohn's disease) is characterized by chronic transmural inflammation of the gastrointestinal tract. Therapeutic strategies targeting endoscopic mucosal healing in CD have been emphasized to achieve sustained clinical remission. However, CD causes transmural inflammation, whereas endoscopic healing only implies resolving superficial inflammation. Achieving transmural healing, as assessed by cross-sectional imaging, such as magnetic resonance enterography, has been reported to correlate better with disease-related outcomes than endoscopic mucosal healing. Therefore, monitoring the transmural disease by cross-sectional imaging should be established to further improve the disease course and prevent irreversible intestinal damage.

[1]Center for Advanced IBD Research and Treatment, Kitasato University Kitasato Institute Hospital, Tokyo.

[2]Department of Gastroenterology and Hepatology, Kitasato University Kitasato Institute Hospital, Tokyo.

[3]Department of Central Radiology, Kitasato University Kitasato Institute Hospital, Tokyo.

利用人工智能评估溃疡性结肠炎的黏膜愈合

仲濑 裕志[1]

本泽 有介[2]

摘要 ●用内镜监测溃疡性结肠炎（UC）的重要性受到了人们的关注。究其原因，达成黏膜愈合与UC患者的预后改善有关。黏膜愈合不仅以内镜下缓解为目标，也以病理组织学上炎症的改善为目标。但是，在以往的临床试验中，还没有被前瞻性试验所验证的评估UC活动性的内镜评分系统。目前，正在开发利用人工智能（AI）评估UC黏膜愈合的内镜评分系统，这提示在不久的将来有可能使黏膜愈合的定义实现标准化。在通向UC治疗中黏膜愈合的正确定义的道路上，现在才刚刚开始。

关键词　人工智能（AI）　炎症性肠病　组织学上的愈合　黏膜愈合　红色密度分析系统（red density system）

[1] 札幌医科大学医学部消化器内科学講座　〒060–8543 札幌市中央区南 1 条西 16 丁目　E–mail : hiropynakase@gmail.com

[2] 京都大学大学院医学研究科消化器内科学

前言

炎症性肠病（inflammatory bowel disease，IBD）是在消化道发生慢性炎症的疾病，其代表性的疾病有溃疡性结肠炎（ulcerative colitis，UC）和克罗恩病（Crohn's disease，CD）。两者都是由于疾病易感基因及对肠道内细菌的过度黏膜免疫反应而产生的疾病。消化道内镜检查在IBD患者的管理上发挥着重要的作用，被用于以下几方面：①UC及CD的诊断；②对内科药物疗法反应性的监测；③包括异型增生（dysplasia）在内的炎症性大肠癌的筛查，等等。目前，在IBD诊疗中，黏膜愈合（mucosal healing，MH）是重要的治疗目标，尤其是对UC，其重要性备受关注。其原因是有报道称，MH目标的实现与UC患者的临床缓解的继续、避免住院、无手术生存率的提高相关。因此，通过内镜对黏膜表面进行准确而详细的实时评估变得越来越重要。

在这样的背景下，在评估IBD时开始采用以超放大内镜为代表的先进的内镜和共聚焦激光内镜等先进的内镜成像技术。但是，即使用这些方法对UC的MH进行了评估，由于对所得到的表现的解释依赖于术者，有主观因素在里面。近年来，人工智能（artificial intelligence，AI）的开发取得了进展，与之相伴开发出了各种AI辅助诊断内镜系统。

本文就包括UC患者的病理组织学缓解在内的MH评估，报道了关于AI辅助诊断内镜检查的研究内容。

AI相关术语的介绍

1. 人工智能（AI）

所谓AI是指让计算机来进行学习和解决问

题等原本由人类进行的智力性工作。AI可分为"通用型AI"和"特化型AI"两种。简单来说，将解决各个领域问题的AI称为"通用型AI"，将在个别领域发挥其能力的AI称为"特化型AI"。

2. 为实现AI的学习方法和系统

1）机器学习（machine learning）

1959年，Samuel将机器学习定义为："在不被明确编程的情况下，赋予计算机学习能力的研究领域"。在机器学习中存在以下4种算法。

①有教师学习：给训练数据贴上正确答案的标签后让计算机学习的方法。

②无教师学习：在不给训练数据贴标签的情况下让计算机学习的方法。

③半教师学习：以少量有标签数据为基础，利用大量无标签数据的学习方法。

④强化学习：在给定的环境中，为了使作为目标设定的分数最大化的行为学习方法。

2）深度学习（deep learning）

深度学习是一种让计算机学习人类自然操作机器的学习方法。例如，无人驾驶汽车和语音识别等。

3）神经网络系统（neural network system）

神经网络系统是模仿人类神经细胞（神经元）结构的系统。通过使神经网络多层化，可以分阶段学习数据中包含的更深层次的特征。当将大量的图像、文本、声音等数据输入多层结构的神经网络——卷积神经网络（convolutional neural network，CNN）时，计算机模型会自动学习各层数据所包含的特征。深度学习以神经网络系统为基础。

以主观性内镜评分为主的MH评估

MH的概念是在约50年前被引入的。MH的定义是："在基线结肠镜检查（baseline colonoscopy）中肉眼可见的变化和病变完全消失"。进行了对UC患者的临床试验，并开发出了各种内镜评分系统，如梅奥内镜下评分（Mayo endoscopic subscore，MES）和溃疡性结肠炎内镜下严重程度指数（ulcerative colitis endoscopic index of severity，UCEIS）等，但这些定义和评分系统没有通过前瞻性试验验证过。另外，这些评分系统缺乏客观性，存在术者之间的差异。

病理组织学性MH是理想的治疗目标吗？

在评估MH时，人们开始重视病理组织学评估的重要性。Bessissow等报道，基底部浆细胞增多（basal plasmacytosis）的存在可以预测UC的临床复发。这就是著名的Geboes评分。之后，Peylin-Biroulet等报道，UC患者肠黏膜上的病理组织学性炎症与临床经过有关，并提出了病理组织学性MH的概念。但是，活检组织的评估是对"点"的评估，很难说反映了整个大肠黏膜的炎症。另外，关于为了正确评估病理组织学性MH，适当的活检个数是多少的问题，到目前为止尚没有得出结论。

评估黏膜炎症的AI辅助诊断内镜系统的重要性

通过利用AI系统，不仅是对消化道癌，对IBD也能做出更少偏差的评估和更客观的解释。MES 0或MES 1的评估因术者不同而有很多的差异。另外，内镜下的MH并不一定反映了病理组织学的疾病活动性。由于病理组织学性黏膜炎症的评估是UC长期缓解的客观性预测因素，因此最好是开发与组织学评估相关的、关于黏膜评估的内镜自动评分系统。

为了客观性评估UC的黏膜炎症，目前正在开发采用计算机辅助诊断（computer assisted diagnosis，CAD）系统的内镜。下面介绍能够评估病理组织学性炎症的AI辅助诊断内镜的特征。

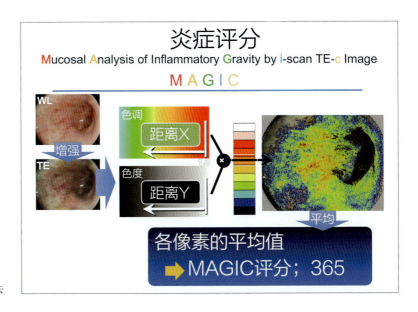

图1 MAGIC评分的分析方法

通过CAD系统进行的基于UC的黏膜毛细血管模式的病理组织学评估

Bossuyt 等将重点放在评估隐窝周围毛细血管的形态上，开发出了客观性评估病理组织学性缓解的自动内镜分析系统。该自动图像分析系统以高于 UCEIS（灵敏度 95%，特异性 69%）和 MES（灵敏度 98%，特异性 61%）的性能（灵敏度 79%，特异性 90%）检出了病理组织学性缓解状态。通过基于短波长单色自动图像分析的黏膜毛细血管模式识别，可以高精度检出 UC 患者的病理组织学性缓解。作者的结论是，这项技术将成为客观性评估 UC 患者的病理组织学性缓解的定量工具。但是，毛细血管形态的评估只不过是反映了大肠黏膜的有限部分的炎症程度。

Takenaka 等参考了 6885 例活检结果的贴有标签的 40 758 张结肠镜图像，构建了 UC 评估用人工智能系统——基于溃疡性结肠炎内镜图像的深度神经网络系统（deep neural network system based on endoscopic images of ulcerative colitis，DNUC）。进一步以接受了结肠镜检查

的 875 例 UC 患者为对象，利用 4187 张内镜图像和 4104 个活检标本，验证了 DNUC 的精度。他们将 UCEIS 的 0 分定义为内镜下缓解，将 Geboes 评分的 3 分以下定义为病理组织学性缓解。该研究的结果，通过 DNUC 辨识内镜下缓解（endoscopic remission，ER）的 UC 患者的精度为 90.1%［95% 可置信区间（confidence interval，CI）89.2% ~ 90.9%］，用 DNUC 辨识病理组织学性缓解的 UC 患者的精度为 92.9%（95%CI 92.1% ~ 93.7%）。报道称，DNUC 是一种能够进行客观性、一致性实时评估的方法。

评估黏膜炎症的MAGIC评分法的开发

Honzawa 等对 52 例通过 i-scan TE-c 系统进行了结肠镜检查并处于临床缓解状态的 UC 患者的数据进行了回顾性研究。利用 i-scan TE-c 系统拍摄的图像，通过使炎症的程度与色调 / 色度的色域（color space）中各像素的基准值相关，在整个画面中进行了定量化（**图1**）。基于这些数据，通过有教师的机器学习，使得黏膜炎症评估——通过电子染色内镜肠道模式成像进行的黏膜炎症性程度分析（Mucosal

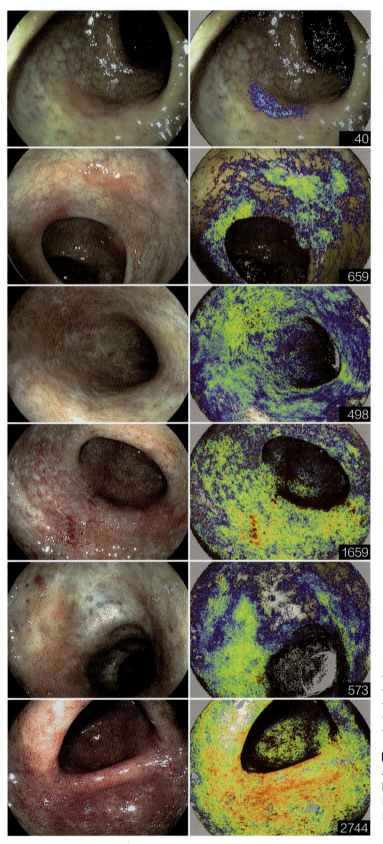

a	b
c	d
e	f
g	h
i	j
k	l

图2

a、c、e、g、i、k i-scan TE-c图像。
b、d、f、h、j、l 通过MAGIC评分进行的黏膜炎症评估。在画面的右下方显示着MAGIC评分值。

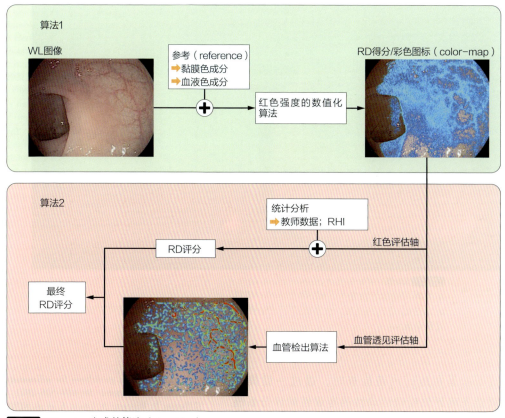

算法1

WL图像

参考（reference）
➡ 黏膜色成分
➡ 血液色成分

➕

红色强度的数值化算法

RD得分/彩色图标（color-map）

算法2

统计分析
➡ 教师数据；RHI

RD评分

➕

红色评估轴

最终RD评分

血管检出算法

血管透见评估轴

图3 RD system生成的算法（algorithm）

Analysis of Inflammatory Gravity by i-scan TE-c Image，MAGIC）评分成为可能。将黏膜炎症定义为对各像素数值化后的平均值。代表性的MAGIC评分的图像如**图2**所示。

研究了MAGIC评分与MES、病理组织学性活动性（Geboes评分）的相关性。结果显示，MES 1组的MAGIC评分明显高于MES 0组（779.8 ± 8.4 vs 487.2 ± 8.2，$P = 0.003\ 4$），与Geboes评分显著相关（$P = 0.015$）。令人感兴趣的是，与MES 1的UC患者一样，即使是MES 0的UC患者，在MAGIC评分上也有一定的范围，这提示通过MAGIC评分有可能进行黏膜炎症的分层 / 分级评估。

红色密度分析系统（red density system）的开发

笔者等以MAGIC评分为基础，开发出了不依赖术者而随选（On demand）显示炎症评分的系统，并将其命名为红色密度分析系统（red density system，RD system）。

利用29例连续的UC患者和6例健康对照者的数据，通过有教师的机器学习构建了计算机算法。红色浓度是利用白色光源不放大拍摄的普通图像确定的。为了优化与内镜下和病理组织学性疾病活动性之间的相关性，RD system通过进行红、绿、蓝像素值和来自内镜图像的模式识别，依次改进了算法（**图3**），还进一步验证了RD system评分与临床、内镜下表现、病理组织学特征之间的相关性。利用多元回归分析评估与Robarts组织学指数（robarts histological index，RHI）之间相关性的结果，显示RD system评分与RHI相关（$R = 0.74$，$P < 0.000\ 1$），也与MES（$R = 0.76$，$P < 0.000\ 1$）和UCEIS（$R = 0.74$，$P < 0.000\ 1$）相关。RD

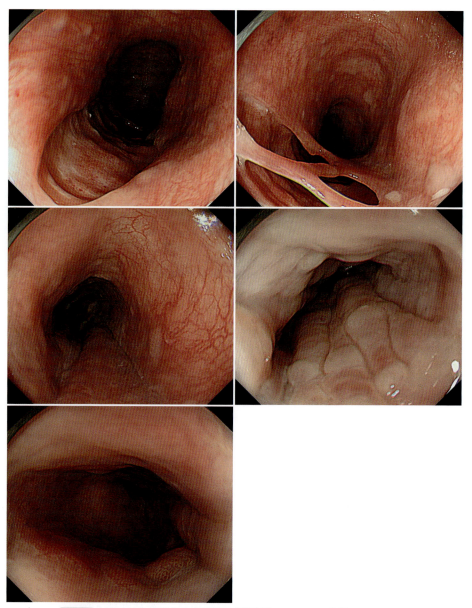

a	b
c	d
e	

图2 入院时的食管镜像。食管入口部距门齿17 cm，SCJ门齿34 cm

a 在Ce（距门齿17.5 ~ 23 cm）的5—10点钟方向见有边界清晰、边缘整齐、周围无水肿、溃疡底部无白苔附着、纵行于食管长轴方向的长径约6 cm的巨大深凿样溃疡。

b 距门齿23 cm处（巨大的深凿样溃疡处）。通过黏膜桥形成了假腔。

c 胸部食管中段~胸部食管下段。预测在6点钟方向的真腔的黏膜下存在有假腔。

d 在真腔中，在距门齿29 cm处 ~ SCJ处见有全周性的水肿状黄白色黏膜及黄白色黏膜的结节状隆起，送气时的伸展不良。在从距门齿33 cm处至SCJ，内镜通过时虽然有阻力，但可以通过。

e SCJ距门齿34 cm处。

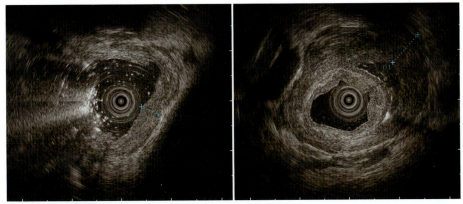

图3 入院时的食管EUS像

a | b

a 深凿样溃疡部。第1层和第2层缺损，第3层和第4层的分界由于炎症的波及而难以观察，见有3.9 mm的增厚（蓝色虚线所示）。

b Ut的假腔形成部。在假腔内有水潴留，见有第1层和第2层的增厚，第3层和第4层的分界由于炎症的波及而难以观察，见有7.5 mm的明显增厚（蓝色虚线所示）。

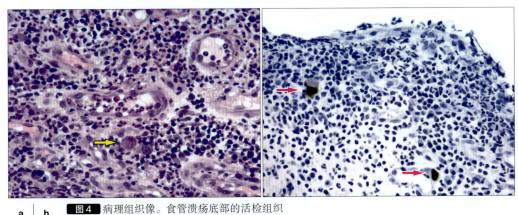

图4 病理组织像。食管溃疡底部的活检组织

a | b

a HE标本（×20）。在炎性肉芽组织内的血管内皮见有巨细胞，并见有暗红色的大型核内包涵体和细胞质中的嗜酸性颗粒状的细胞质内包涵体（黄色箭头所指）。

b CMV免疫组织化学染色（×20）。在核内见有CMV免疫组织化学染色阳性表现（红色箭头所指）。散在性见有CMV免疫组织化学染色阳性细胞。

假腔（**图5e**）。在给药第6周的EGD中，在一部分开放的假腔残存有糜烂。更换为口服抗病毒药物缬更昔洛韦（900 mg/d），在肾功能改善后给予1800 mg/d。在给予经口药物第10天的EGD中，假腔开放后食管溃疡的全长为14 cm（门齿17~31 cm处），上皮化后愈合了，残留有凹陷（**图5f**）。给予抗病毒药物7周，治愈后经过3年的随访观察未见复发。

讨论

CMV通常在幼年时期感染，绝大部分为非显性感染，潜伏于宿主体内。近年来，在日本年轻人的感染率为60%，呈下降趋势，但80%~90%成人为CMV抗体阳性。在本病例中，CMV-IgG在配对血清中升高约7倍，认为是再次激活所引起的感染。消化道的CMV感染性疾病从口腔到直肠的整个消化道都可以是病变部位，发生率最高的是大肠，然后依次是胃、

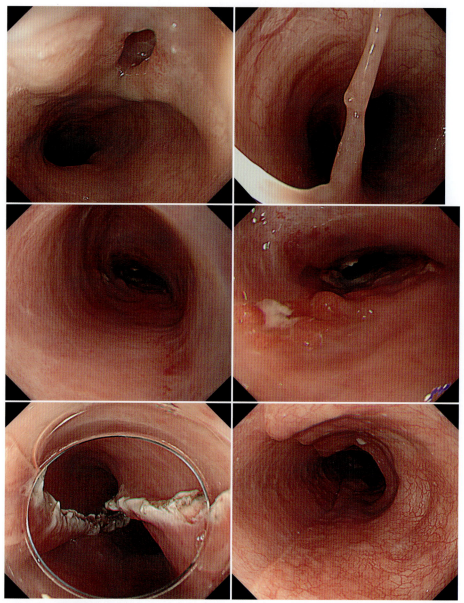

a	b
c	d
e	f

图5 临床经过

a 在入院后第1周的EGD再次检查中，内镜表现基本没变，但在SCJ正上方的食管2点钟方向见有小孔。

b 给予抗病毒药第2周的EGD像。Ce～Ut的约6 cm的巨大深凿样溃疡上皮化，从该部位的下端通过黏膜桥，从距门齿23.5 cm处开始，食管形成真腔和假腔这2个腔。

c 给予抗病毒药第2周的EGD像。将内镜插入假腔内进行观察。假腔内口侧的溃疡底部发生了上皮化。

d 给予抗病毒药第2周的EGD像。假腔内肛门侧残存有肉芽和溃疡。

e 由于假腔的存在而使进食固体食物困难，在给予抗病毒药的约第3周，采用ESD进行内镜下切开，开放了假腔。

f 由于假腔开放，食管溃疡的全长为14 cm（距切齿17～31 cm），上皮化后愈合，留下了凹陷。

表3 食管的糜烂及溃疡性疾病

肿瘤性	鳞状细胞癌、腺癌、特殊型食管癌、恶性淋巴瘤、转移性肿瘤等
非肿瘤性	
科学性原因	消化液导致的反流性食管炎，酸碱暴露所引起的腐蚀性食管炎，抗菌药、NSAIDs、钾制剂等所引起的药物性食管炎
物理性原因	食管烫伤，呕吐所致的Mallory-Weiss综合征，食管内压升高所致的特发性食管破裂
感染性病原体	单纯疱疹病毒、巨细胞病毒（CMV）、结核菌等
过敏性疾病	嗜酸性粒细胞性食管炎
炎症性肠病	克罗恩病、溃疡性结肠炎
全身性疾病	自身免疫性疾病（白塞病、硬皮病、CREST综合征、天疱疮、类天疱疮）
治疗所引起的医源性疾病	EMR、ESD、EIS、EVL等治疗后
原因不明	特发性食管溃疡

红字表示有可能呈深凿样溃疡的疾病，下划线表示有可能呈5 cm以上的巨大深凿样溃疡的疾病。
NSAIDs：nonsteroidal anti-inflammatory drugs，非甾体抗炎药；CREST：calcification，Raynaud's phenomenon，esophageal involvement，sclerodactyly，telangiectasia，钙化、雷诺现象、食管受累、硬化；EMR：endoscopic mucosal resection，内镜下黏膜切除术；ESD：endoscopic submucosal dissection，内镜下黏膜剥离术；EIS：endoscopic injection sclerotherapy，内镜下注射硬化剂治疗；EVL：endoscopic variceal ligation，内镜下静脉曲张结扎术。

食管、小肠。该疾病虽然是在感染人免疫缺陷病毒（human immunodeficiency virus，HIV）的患者、类固醇治疗中、因恶性肿瘤而使用抗癌药和因器官移植而使用免疫抑制药等导致绝对免疫功能不全状态下而发生的疾病，但也有在肾功能不全、手术后、重症疾病（意识障碍、脑出血、重症外伤、化脓性胆管炎、肺炎等）、糖尿病、大量饮酒等情况下发生的报道，将相对免疫功能不全状态也认为是高危人群。

CMV性食管病变好发于食管中下段，食管局限性病变较少，在其他胃肠道器官也多可以形成病变。主要在HIV患者中发病，也有糖尿病控制不良患者发病的报道。健康正常者也偶见有发病，在日本有3例合并肝炎的报道，均是年轻男性的初次感染病例。本病例是无基础疾病的健康高龄者的再次感染，被认为是罕见的病例。长期不愈的扁桃体炎和咽部水肿可能是再次激活病毒的诱因。

在藤原等的报道中，CMV性食管病变的内镜表现被分为：深凿样溃疡32%，非深凿样病变（糜烂、浅溃疡）61%，隆起为主体的黄白色黏膜的结节状隆起6%。在本病例中，见有长径约6 cm的巨大的深凿样溃疡和黄白色黏膜的结节状隆起。因白塞病（Bechet's disease）、克罗恩病（Crohn's disease）、溃疡性结肠炎、特发性食管溃疡、药物性等原因也有可能呈现出食管的深凿样溃疡表现（**表3**），但是呈长径5 cm以上的巨大深凿样溃疡的疾病是CMV感染性疾病、白塞病和特发性食管溃疡。在CMV患者中，溃疡的边界清晰、边缘整齐、边缘隆起，其周围几乎无水肿，大概率无白苔附着，典型的溃疡长2～3 cm，大的溃疡呈沿食管长轴方向纵行的趋势，偶尔也见有长达6～7 cm的巨大病变。在白塞病患者中，溃疡的特征是边界清晰且深，有浓厚的白苔附着。特发性食管溃疡主要见于艾滋病患者，与CMV病变极为相似，但即使进行详细的临床病理学研究也无法确定病因。

本病例的深凿样溃疡虽然是罕见的巨大病变，但可以说是具有 CMV 性溃疡特征的典型的图像表现。另外，虽然黄白色黏膜的结节状隆起的发生率低，辨识度也低，但作为在 CMV 性食管病变可能呈现的典型表现，需要特别留意。通过在《医学中央杂志》及 PubMed 数据库中以"CMV""食管/esophagus"进行检索，未发现同时见有溃疡及黄白色黏膜结节状隆起的病例报道。

本病例最令人感兴趣的一点是形成了累及 Ut ~ Ae 的很长的假腔。其作为 CMV 性食管病变是非典型性的表现，在《医学中央杂志》及 PubMed 数据库中尽可能地检索，能够观察到有这种表现的只有 Kilby 等在 2000 年报道的 1 例艾滋病患者。未见提及假腔形成的机制。本病例的假腔形成机制尚不明确，但怀疑可能是从发病时到入院后都持续摄取流食，食物从深凿样溃疡部分形成的口袋部进入，因食物所导致的机械性因素在重力方向上慢慢地形成了假腔。

结语

笔者等经治了 1 例健康高龄者发病的、呈现多种图像表现的 CMV 性食管病变。

参考文献
[1]山田秀人，山田俊，水上尚典，他. 先天性サイトメガロウイルス感染症と免疫グロブリン療法. 産婦治療 97: 485–493, 2008.
[2]Chetty R, Roskell DE. Cytomegalovirus infection in the gastrointestinal tract. J Clin Pathol 47: 968–972, 1994.
[3]Goodgame RW. Gastrointestinal cytomegalovirus disease. Ann Intern Med 119: 924–935, 1993.
[4]大川清孝，青木哲哉，上田渉，他. サイトメガロウイルス腸炎の臨床症状と内視鏡診断. Intestin 19: 521–526, 2015.
[5]高木靖寛，平井郁仁，宮岡正嬉，他. びらん・潰瘍・陥凹を示す病変の特徴と鑑別. 胃と腸 51: 197–205, 2016.
[6]二村聡，山田梢，中村守. 感染性食道炎の病理形態学的特徴—127例の病理学的検討結果から. 胃と腸 46: 1167–1177, 2011.
[7]藤原崇，門馬久美子，堀口慎一郎，他. 感染性食道炎—ヘルペス食道炎，サイトメガロウイルス食道病変，食道カンジダ症. 胃と腸 46: 1213–1224, 2011.
[8]藤原崇，門馬久美子，堀口慎一郎，他. 感染性食道炎の内視鏡診断—ウイルス感染症. 胃と腸 50: 175–187, 2015.
[9]卜部祥明，上村雅之，谷口英明，他. 健常成人に発症したサイトメガロウイルスによる肝炎合併上部消化管潰瘍の2例. 日消誌 100: 987–991, 2003.
[10]清水吉晃，小村卓也，清家拓哉，他. 健常成人に発症した脾梗塞と食道潰瘍を伴ったサイトメガロウイルス感染症の1例. 日消誌 114: 1269–1276, 2017.
[11]山田義也，榊信廣. サイトメガロウイルスによる食道病変. 食道疾患レアケース・アトラス. 医学書院, pp 78–81, 1999.
[12]入口陽介，小田丈二，水谷勝，他. びらん・潰瘍を呈する食道病変のX線診断. 胃と腸 50: 139–150, 2015.
[13]Kilby JM, Singh S. Images in clinical medicine. Cytomegalovirus Esophageal Ulcers. N Engl J Med 342: 475, 2000.

Summary

Cytomegalovirus（CMV）–associated Esophageal Lesions with a Huge Punched–out Esophageal Ulcer and Long False Lumen in a Healthy Elderly, Report of a Case

Makiko Kinoshita[1], Ikuharu Kinoshita, Hitoshi Minatoguchi, Hajime Imai[1–2], Haruka Matsumoto[1, 3], Tadayuki Hashimoto[4]

Our case concerns a 70–year–old woman with no underlying disease. She complained of esophageal discomfort and visited a hospital. A huge punched–out ulcer extending from the cervical esophagus to the upper thoracic esophagus and the mucosal bridge in the upper thoracic esophagus was observed. Besides, a false lumen extending from the middle thoracic esophagus to the near squamocolumnar junction was formed. Additionally, nodosity with yellowish–white mucosa was observed in the true lumen of the lower esophagus under upper gastrointestinal endoscopy and esophageal fluoroscopy.

Some positive cells were revealed in a biopsy specimen obtained from the ulcer floor via immunohistochemistry using anti–CMV（cytomegalovirus）antibodies ; thus, she was diagnosed with CMV–associated esophageal lesions. Punched–out ulcer and nodosity with yellowish–white mucosa are typical findings in CMV–associated esophageal lesions ; however, the long false lumen was an atypical finding. It was challenging to take a solid because of the false lumen. Hence, we endoscopically incised and released. We considered this case to be rare because the subject was a healthy elderly person but presented various imaging findings in the entire esophagus.

[1]National Hospital Organization Minamiwakayama Medical Hospital, Department of Gastroenterology, Tanabe, Japan.
[2]Okanami General Hospital, Department of Gastroenterology, Iga, Japan.
[3]Wakayama Medical University Hospital, Department of Emergency, Wakayama, Japan.
[4]National Hospital Organization Minamiwakayama Medical Hospital, Department of Emergency, Tanabe, Japan.

编辑后记

清水 诚治　大阪铁路医院消化内科

随着以抗肿瘤坏死因子-α（tumor necrosis factorα，TNF-α）抗体为代表的生物制剂的出现，彻底改变了炎症性肠病（inflammatory bowel disease，IBD）等慢性炎症性疾病的治疗困境。在2008年的全球性指南中提出了类风湿性关节炎的达标治疗（Treat to Target，T2T）；在2015年，由被称为炎症性肠病的选择性治疗目标（selecting therapeutic targets in inflammatory bowel disease，STRIDE）的会议首次提出将达标治疗引入IBD的治疗中。其中，在临床症状消失的同时，将内镜表现的改善作为治疗目标。本系列曾推出《IBD的内镜下黏膜愈合——评估方法及其临床意义》一书。去年修订的STRIDE Ⅱ与初版的STRIDE Ⅰ之间的区别已经在本书的序言中进行了概括，虽然避免了重复，但治疗目标变得更加严格。另外，如江崎医生在序言中也提到的那样，黏膜愈合这个词的意思最近变化为除了内镜下缓解外，还应该满足组织学上缓解的标准。从最初以组织学上缓解的意思被使用的词，到指内镜下缓解的意思，进一步再到包括两者在内，当看这个发展过程时，笔者深切地感受到语言是有生命的。

即使被判断为内镜下缓解，也有不少时候可以观察到组织学上的炎症细胞浸润。一般认为溃疡性结肠炎（ulcerative colitis，UC）的组织学缓解最低限度需要炎症细胞浸润消失（八尾医生的论文），而将包括腺管结构在内的完全正常化（complete normalization）作为治疗目标门槛过高。还有，克罗恩病（Crohn's disease，CD）黏膜愈合标准的设定更加困难。

UC基本上是结肠黏膜的炎症，内镜下缓解的评估通常采用常规内镜、图像增强内镜、超放大内镜、胶囊内镜（capsule endoscopy，CE）。内镜表现是连续变量，很难设定临界值（cutoff value）。UC内镜下严重程度指数（ulcerative colitis endoscopic index of severity，UCEIS）今后很可能取代梅奥内镜下评分（Mayo endoscopic subscore，MES），而现状是被评估为MES 0的病变的组织学活动度和预后不一致，因此如何细分是一个研究课题（长沼医生的论文）。为了实现这一目标，图像增强内镜是强有力的手段；在引入定量性方面，人工智能（AI）技术的应用备受期待（上村医生的论文、仲濑医生的论文）。此外，通过超放大内镜还可获得接近于组织学诊断的信息，实现了活用AI技术的自动诊断（工藤医生的论文）。由于CE没有送气和洗净功能，所以很难与常规内镜表现相对应，但人们期待验证CE独自的评估系统（细江医生的论文）。

由于CD可在小肠、大肠引起全层性的炎症，即使使用生物制剂，残存小肠病变的情况也有不少，因此，设定缓解的标准极为困难。对于缓解的评估，除了结肠镜外，还使用小肠X线造影、气囊小肠镜、CE、磁共振成像（magnetic resonance imaging，MRI），而用单一的方法无法满足要求。虽然临床施行小肠X线造影的次数在减少，但作为内镜的一种补充，有必要充分理解其优点并探索其用途（久能医生的论文）。通过气囊小肠镜的引入，确立了以整个小肠为评估对象的方法论，期待能更准确地预测预后（大塚医生的论文）。虽然 CE 的适应证被缩小到保持肠管畅通性的病例，但已确认其在治疗效果的判定方面具有一定的意义（中村医生的论文）。对于全层性愈合的评估，需要磁共振造影法（magnetic resonance enterography，MRE）等能够获得断层表现的检查方法（佐上医生的论文），希望今后能够阐明全层性愈合与黏膜愈合之间的不同。

作为 IBD 活性的生物标志物，虽然钙卫蛋白（calprotecin）在 UC 中已经固定下来，但日本发现的富亮氨酸 α_2 糖蛋白（leucine-rich α_2 glycoprotein，LRG）在 C- 反应蛋白（C-reactive protein，CRP）反映不出来的活性评估中的实用性被人们所期待（新崎医生的论文）。

到目前为止，监测主要被用于判断是否需要提高（增加）治疗药物的剂量水平，临床实际情况是为了避免复发而大多继续采用最终的治疗方法。今后，在判断为黏膜愈合和全层性愈合的情况下，大概有必要长期关注在长沼医生的论文中介绍的降阶梯疗法（de-escalation）的可能性。